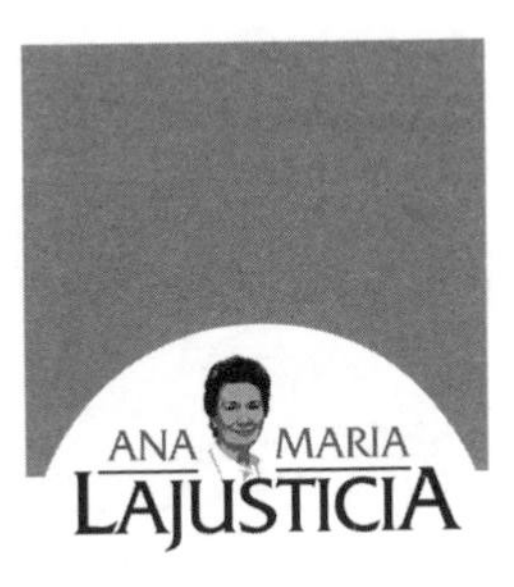

Alimentación
y rendimiento intelectual

Mejorar resultados académicos
Mayor rendimiento en el trabajo
Buena calidad de vida para todos

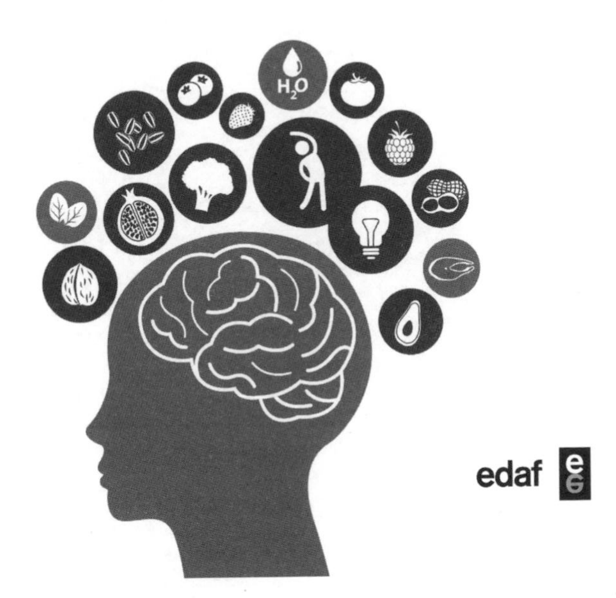

edaf

ANA MARÍA
LAJUSTICIA

Alimentación
y rendimiento intelectual

Mejorar resultados académicos
Mayor rendimiento en el trabajo
Buena calidad de vida para todos

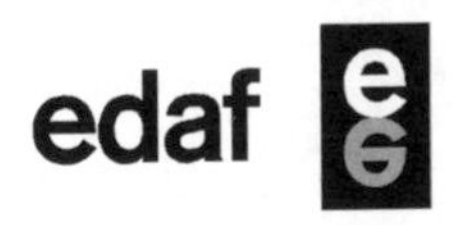

www.edaf.net
MADRID - MÉXICO - BUENOS AIRES - SANTIAGO
2017

Diseño de cubierta: Ricardo Sánchez

Diseño y composición de interior: Creative XML Producciones, Madrid.

Editorial EDAF, S. L. U.
Jorge Juan, 68. 28009 Madrid
http://www.edaf.net
edaf@edaf.net

Algaba Ediciones, S. A. de C.V.
Calle, 21, Poniente 3323, Colonia Belisario Domínguez
Entre la 33 Sur y la 35 Sur
Puebla, 72180, México. Tfno.: 52 22 22 11 13 87
jaime.breton@edaf.com.mx

Edaf del Plata, S. A.
Chile, 2222
1227 - Buenos Aires, Argentina
edaf4@speedy.com.ar

Edaf Chile, S.A.
Coyancura, 2270, oficina 914, Providencia
Santiago - Chile
comercialedafchile@edafchile.cl

Primera edición: Noviembre de 2017

ISBN: 978-84-414-3794-4
Depósito legal: M-24254-2017

PRINTED IN SPAIN IMPRESO EN ESPAÑA

IMPRESO POR ARTES GRÁFICAS COFÁS

Índice

Introducción

La importancia del desayuno

Este libro está escrito a mis 80 años de edad

Hasta los años cincuenta del pasado siglo XX, la mayoría de los trabajos o actividades laborales estaban ligados a la ejecución de movimientos; y esto se observaba tanto en los hombres como en las mujeres. En cambio, en la actualidad gran parte de los mismos se realizan sentados ante una mesa de despacho o alguna máquina, ya sea un ordenador o de manipulado, entre otros tipos. Además, hoy en día algunos niños y muchísimos jóvenes ya forman parte de esa sociedad de «sentados» junto con los adultos, debido a las exigencias, muchas veces excesivas, de sus estudios y a las nuevas formas de entretenimiento como son la tele y los juegos en máquinas con pantalla que realizan en el salón de su casa.

A través de pinturas rupestres, frescos, cuadros, esculturas y también de la Historia escrita, hemos sabido que los hombres eran cazadores, agricultores, guerreros, picapedreros, albañiles, pescadores, pastores, leñadores..., y sus mujeres, además de ayudarlos en las faenas del campo, realizaban las de la casa. Una frase muy característica de la mujer de hace sesenta años era: «No puedo parar en todo el día; no me he sentado ni para comer».

Los hijos de los labradores enseguida tenían que empezar a ayudar a sus padres en las faenas del campo y es frecuente escuchar a los campesinos de entonces, que hoy tienen ochenta años, la frase: «Yo apenas pude ir a la escuela; cuando aprendí las cuatro reglas mi padre me dijo que ya sabía bastante y que tenía que quedarme en casa». Esos niños, a los diez u once años, empezaban a cuidar ovejas, recoger hierba..., es decir, comenzaban una vida que comportaba el moverse al aire libre y realizar trabajos que consumían gran cantidad de energía física.

En la actualidad, los hijos o nietos de los labradores asisten a los colegios al menos hasta los 16 años y muchos de ellos son conducidos en autobuses a los mismos.

Ya se han perdido, en consecuencia, las frases de «una hora lejos»... o «una hora y media de camino»... con las que muchas personas del campo medían la distancia que las separaba de la escuela y también del médico, de la farmacia, etc., ya que en la actualidad irán en coche o tractor. Dejando aparte «los sentados» de los despachos, que son la muestra más evidente de que los modos de trabajo son distintos, incluso en la agricultura, el campesino ha cambiado el caminar sosteniendo y apretando el arado en el surco, por ir montado en un tractor, que en los lugares fríos dispone de una cabina para su protección de las inclemencias del viento y del frío.

Aquel labrador que hasta hace pocos años no hacía más que repetir lo que había visto cultivar a su padre, se ha convertido en la actualidad en un especialista que ha tenido que aprender nuevos métodos de abonado, innovadores y modernos mecanismos de riego, ha de entendérselas con los análisis que le hacen de los suelos y foliares... y también lo que resulta más difícil para muchos. Deben llevar una contabilidad, con todo lo que ello supone de complicaciones para las personas que conocían los cielos, que presagiaban las nubes, cómo iban las cosechas y el ganado..., pero que no habían sido preparados para entender de porcentajes, del IVA, de mecánica, etc.

Podemos concluir estos razonamientos con la reflexión de que incluso la clase social menos próxima a los despachos y más unida a la tierra y a la Naturaleza, hoy en día se ve obligada a realizar un gran esfuerzo intelectual para poder obtener unas ganancias en una agricultura extraordinariamente competitiva y tecnificada.

Cuando las actividades humanas eran principalmente de tipo físico, se consumían grandes cantidades de pan, patatas, arroz, grasas... y era correcto, ya que estos precisamente son los alimentos energéticos que permiten realizar trabajo y mantienen caliente el cuerpo.

Pero si fundamentalmente se realiza una actividad mental, hemos de considerar cuidadosamente cuáles son los materiales y los nutrientes con los que actúan las conexiones cerebrales, para consumir aquellos alimentos que nos suministran los nutrientes que vamos a necesitar en el trabajo intelectual.

Capítulo 1

Cerebro y trabajo mental

Sobre las actividades del sistema nervioso localizadas en el cerebro, como las clásicas que nos enseñaron, memoria, inteligencia y voluntad, teníamos la fantástica idea de que eran funciones del «alma» y, por tanto, inmateriales en cierto modo.

Hoy en día sabemos que todos los trabajos cerebrales tienen un soporte absolutamente material y un gasto de nutrientes que fundamentalmente son: glucosa, aminoácidos (para fabricar neurotransmisores y neuromoduladores), fósforo, magnesio, calcio, potasio, sodio, cloruros, vitaminas del complejo B y vitamina C. Además, también se ha medido el gasto de oxígeno y se ha comprobado que en estado de reposo es aproximadamente la cuarta parte del total consumido por el cuerpo. Este dato nos lleva a recordar a los profesores y padres la importancia que tiene la ventilación en las aulas y habitaciones, pues el oxígeno es un alimento gaseoso, del que muy frecuentemente nos olvidamos, porque no pagamos dinero por su consumo.

Todos los maestros y personas dedicadas a la enseñanza deben ventilar durante los recreos las aulas para que la tercera y cuarta hora de clase sean provechosas. Con poco oxígeno —como con un pequeño o incorrecto desayuno—, los alumnos están somnolientos, apáticos o enredando con sus compañeros, porque el fijar su atención les supone un gran esfuerzo y los menos aplicados renuncian a escuchar las explicaciones y empiezan a jugar con sus compañeros, o bien se aíslan y en su expresión los que hemos sido profesores leíamos que estaban ausentes por completo de la clase.

Repasaremos ahora con cierto detenimiento los nutrientes que hemos enumerado.

Glucosa

Es un azúcar que se encuentra en las frutas, en la miel, en la sacarosa (o azúcar corriente) y que se obtiene también en la digestión del almidón. Es decir, si comemos pan, arroz, pastas, patatas, bollos, galletas y papillas..., como resultado de la digestión de las harinas se obtiene glucosa, que es una molécula pequeña, capaz de atravesar la pared intestinal y llegar a la sangre, siendo conducida por esta a todos los órganos del cuerpo donde sirve de combustible —es decir, será quemada poco a poco—, para obtener energía y así movernos y hacer ejercicio, y también en parte, para realizar el trabajo mental.

La glucosa de las frutas, los zumos y la miel no necesita digestión, está libre; la de la sacarosa necesita una pequeñísima digestión y, por tanto, el azúcar corriente también pertenece al grupo de los azúcares clasificados como «de absorción rápida» y la glucosa de las féculas y harinas ya necesita más tiempo para ser liberada y poder atravesar la barrera intestinal; por eso a estos alimentos los calificamos como azúcares «de absorción lenta».

Si el adolescente, el joven o el adulto va a hacer ejercicio corporal o físico, sea caminando o practicando algún deporte, su gasto de energía va a ser mayor y conviene tenerlo en cuenta para aumentar el aporte de fruta, zumos, mermelada y pan o galletas.

Aminoácidos

Son unas moléculas que tienen un grupo «amino» —nitrogenado—, y un grupo «ácido», como su nombre da a entender. Los franceses les llaman «ácidos aminados», se lo aviso por si leen revistas extranjeras. Estas moléculas se unen unas con otras formando las *proteínas* y en la digestión de las mismas se sueltan los aminoácidos y son también conducidos por la sangre a todos los tejidos del cuerpo, donde serán utilizados por las distintas clases de células en las que se fabricarán sustancias como hormonas, enzimas, anticuerpos, neurotransmisores y neuromoduladores, necesarios para el buen funcionamiento del mismo y también son los aminoácidos los materiales con los que se construyen todos los tejidos corporales como huesos, cartílagos, sangre, músculos, etc.

Los químicos acostumbramos a decir que las proteínas y, por tanto, los aminoácidos son materiales más nobles que los azúcares y las grasas, pues el destino de estos alimentos energéticos es el de ser quemados, el desaparecer en las combustiones que tienen lugar en el organismo.

En cambio, los aminoácidos de las proteínas son como los ladrillos, con los que construimos nuestro propio cuerpo y luego realizamos las reparaciones que requiere el desgaste de nuestros tejidos, cuando hemos alcanzado la talla definitiva.

El crecimiento de las uñas y los cabellos, así como la descamación de la piel son una muestra evidente por lo visible, del gasto de aminoácidos en la formación de tejidos. Pero ese recambio de células viejas por nuevas y de otras proteínas de la sangre, los cartílagos, los tendones y la piel por nuevas formaciones de colágeno, elastina y otros prótidos, es constante.

Las paredes del tubo digestivo, de los pulmones, del aparato genital y urinario, están renovándose continuamente y este hecho además es muy notorio en las operaciones quirúrgicas, heridas y quemaduras.

Estas consideraciones las he tratado en este momento y justo al comienzo del libro, hablando de los desayunos, para que ustedes se den cuenta de la gran importancia que tiene el realizar un desayuno equilibrado y con proteínas, no solo para obtener un buen rendimiento de los niños y los adultos en los estudios y en los trabajos matinales (que suelen ser los más duros para los colegiales, oficinistas, ejecutivos y personas que realizan tareas en el hogar), sino para que salgan de casa provistos de los materiales que necesitan para pensar, para crecer, para formar o producir sangre, huesos y también defensas contra las infecciones por bacterias y virus a los que todos estamos expuestos.

En efecto, nuestros sistemas defensivos contra las enfermedades están formados por proteínas; los glóbulos blancos y las inmunoglobulinas lo son y todos estamos rodeados de virus y bacterias que aumentan con la proximidad de personas acatarradas, griposas y enfermas en general.

Sabemos que en otros países occidentales, como el norte de Europa, el desayuno es una comida sencilla de preparar, pero muy completa, que suele incluir huevos con jamón. Antes era también corriente presentar los huevos con tocino, pero desde que sabemos que las grasas saturadas (que son las sólidas o pastosas) y el colesterol son algunos de los factores de riesgo más importantes en la arteriosclerosis, el tocino se va eliminando de las mesas y ahora es frecuente tomar huevos con jamón o jamón con queso.

¿Cuántos huevos al día o a la semana? Depende; un niño de 6 a 12-14 años, uno por las mañanas. Los jóvenes que crecen, hacen deporte y se mueven, dos con alguna cosa más y los adultos que realizan trabajos sedentarios, también uno con jamón cocido que es el que tiene menos grasa. Si se prefiere serrano, se toma solo el magro.

El que no quiere o no puede tomar huevos puede optar por el jamón cocido o curado, el lomo, los quesos (descremados para los adultos que hacen trabajos sedentarios), el atún, las sardinas en aceite o escabeche..., las almendras y avellanas... Es decir, hay muchos alimentos proteicos fáciles de preparar y tomar, para ofrecer con ellos un buen desayuno.

Cuando el niño o los adultos a primera hora se niegan a tomar nada sólido queda el recurso de añadir a la leche además del cacao, café o malta como habituales proteínas lácticas.

Insisto en que estos alimentos deben tomarse ya con el desayuno, porque, volviendo a lo que dije anteriormente, los aminoácidos son las moléculas con las que fabrican nuestras neuronas los neurotransmisores y los neuromoduladores. Las primeras son unas moléculas sencillas que ponen en conexión unas neuronas con otras y algo más complicadas las segundas, que también intervienen en el trabajo cerebral.

A los *neuromoduladores*, primeramente se les llamó neuropéptidos, dando así a entender que son unas proteínas de cadena corta que utiliza el sistema nervioso. *Péptido* es una proteína formada por pocos aminoácidos.

Alimentos proteicos son también la soja, carnes, pescados, almendras, nueces, avellanas, las legumbres (ya en menor medida) y los cereales completos. Estos últimos tienen unas proteínas pobres en aminoácidos esenciales y por ello deben equilibrarse consumiendo proteínas de origen animal y legumbres.

Fósforo

Es un elemento de los que consideramos «minerales», que el cerebro consume en gran proporción y que se encuentra principalmente en los sesos, las yemas de huevo, las vísceras, mariscos, las huevas de pescado, las almendras, las avellanas, las nueces y los cacahuetes. También en los quesos y la leche. El fósforo, además, se necesita en la contracción y relajación muscular, en la síntesis de proteínas, en la reproducción celular y en la reparación del ADN cuando este ha sufrido alguna lesión o cambio. Unido al calcio da consistencia a los huesos en forma de fosfato cálcico.

Magnesio

Es un elemento cuya cantidad, necesidades y funciones que realiza en el cuerpo humano no hemos conocido hasta los años setenta del pasado siglo. Por eso yo denomino a este mineral o elemento «el gran desconocido de la Medicina y el gran olvidado de la Agricultura».

Por este olvido de incluirlo regularmente en los abonos, los suelos se han empobrecido en este mineral y, en consecuencia, también los alimentos. En Estados Unidos, en Francia, Finlandia, Canadá, Alemania y yo aquí en España, recomendamos suplementar la alimentación con compuestos de magnesio. Solo está contraindicado en una insuficiencia renal grave.

Los alimentos más ricos en magnesio —en contra de lo que todavía dicen algunos médicos y dietistas que creen que son las plantas verdes—, son las semillas como las de cacao, soja, almendras, avellanas y cereales completos. Entre los de origen animal se encuentran las huevas de pescado y ciertos crustáceos.

El magnesio junto con el fósforo se necesita para «repolarizar» las neuronas, es decir, para ponerlas en condiciones de volver a trabajar. Para relajar los músculos cuando se han contraído al movernos y caminar, en la síntesis de proteínas, en la formación de nuevas células y en la reparación del ADN (que es nuestro código genético), cuando este ha sufrido mutaciones por la acción de agentes químicos y radiaciones. Está estadísticamente comprobado, también gracias a estudios realizados por médicos franceses, rusos, polacos, checoslovacos y americanos que en las zonas en que los suelos de aguas de riego y aguas potables son ricos en magnesio, se dan pocos casos de cáncer y, por el contrario, en las zonas pobres en magnesio, o muy ricas en potasio, el número de cánceres en la población, aproximadamente, se multiplica por cinco o seis.

Calcio

La mayor parte de este elemento se encuentra unido al fósforo, formando unas sales duras que dan consistencia a los huesos. El resto se necesita en el trabajo mental y en la contracción muscular junto con el fósforo y en la coagulación de la sangre.

Les hago notar en este momento que el fósforo, unido al calcio, realiza un papel antagónico al fósforo-magnesio en el trabajo muscular. Para que el músculo se contraiga se necesita —además de otros minerales que ya estudiaremos— fósforo y calcio, y para que los músculos se relajen y estén en condiciones de trabajar de nuevo, fósforo y magnesio.

Cuando dos elementos se necesitan para trabajos opuestos decimos que son antagónicos y, por tanto, igualmente necesarios en el trabajo muscular. Los alimentos más ricos en calcio son los quesos, la leche en polvo, la leche y yogures, las almendras y las legumbres en general.

Potasio

Es otro elemento necesario para el funcionamiento del cerebro y también en el trabajo muscular. Se encuentra en todos los alimentos, y especialmente abunda en las patatas fritas, las legumbres, los plátanos, los cítricos, etc. Las verduras cocidas pierden bastante, pues las sales de potasio son muy solubles y por tanto se van con el agua. Muy corrientemente recomendamos tomar cítricos comiendo las naranjas o preparando zumos de esta fruta, limón o pomelo, porque además de contener potasio, son ricos en vitamina C y es del dominio de todos el conocimiento de la importancia que tiene esta vitamina en la prevención de los resfriados. Puedo asegurarles que también es indispensable para la fabricación de colágenos que es la proteína que fija el calcio en los huesos y forma el entramado o armazón de los cartílagos.

Acostumbren a sus hijos desde pequeños a comer naranjas o a tomar su zumo (es lo mismo que sea de limón o de pomelo) y mejor recién exprimidos. Cuando hace más de cincuenta años veía muchachos y hombres jóvenes con artrosis, en muchos casos, eran personas que habían comido pocas naranjas en su vida. Casi nadie pensaba que una deficiencia de vitamina C impide la fabricación del colágeno necesario en la renovación de la matriz orgánica de los huesos y en el desgaste de los cartílagos.

Sodio y cloruros

El sodio suele encontrarse en todos los alimentos y en gran cantidad en forma de cloruro sódico en aquellos a los que se ha añadido sal común, sea al cocinarlos o para su conservación como el bacalao, jamones y embutidos. También llevan cloruro sódico el pan, el queso y todos los alimentos cocinados, en mayor o menor cantidad.

La concentración de sodio es uno de los factores que intervienen en la regulación de la presión sanguínea. Por ello, cuando hay personas con tendencia a tenerla alta, se les limita le ingestión de este elemento.

Complejo B

Este grupo de vitaminas se encuentra muy repartido en los distintos alimentos, siendo los más ricos el hígado, las levaduras, las carnes rojas y el jamón.

Las personas que no consumen hígado, carnes rojas ni jamón curado pueden compensar la posible deficiencia de complejo B tomando de 4 a 6 comprimidos diarios de levadura de cerveza o una cucharadita de este alimento una o dos veces al día.

La subcarencia de vitaminas del grupo B está muy extendida entre las personas que comen poca carne o prefieren la de ternera y no toman hígado. Es muy fácil corregir esta deficiencia con la levadura de cerveza.

Vitamina C

Al hablar del potasio ya hemos comentado que abunda en los cítricos (naranjas, limones, pomelos y mandarinas). Hemos dicho también que es necesaria en la prevención de los procesos infecciosos, en la regeneración de los tejidos conjuntivos, calcificación de los huesos y para mantener en buen estado los cartílagos.

Son ricos también en vitamina C los tomates, la col, la coliflor, los kiwis, la piña y las fresas.

También se entiende que las verduras como la col, la coliflor, las frutas y los tomates deben tomarse crudos si lo que deseamos es que nos suministren esta vitamina.

Cuando los transportes no eran tan rápidos como en la actualidad ni había camiones frigoríficos, en los países europeos apartados del área mediterránea se comía col picadita cruda y también coliflor como fuente de vitamina C. La costumbre continúa, aunque ahora en casi la totalidad de Europa occidental se comienza el desayuno con el ya clásico zumo de naranja.

Capítulo 2
Desayunos

Ya sabemos cuáles son los nutrientes con los que trabaja el cerebro y a continuación vamos a poner unos ejemplos de desayunos.

Desayunos para niños

Recomendación: Un zumo de naranja (2 o 3 según el tamaño), una tortilla francesa o jamón o queso y la leche habitual con cacao o malta con pan.

Hay personas que no toleran la leche, pero por regla general sí toleran los yogures y el queso. La llamada leche de soja tiene la misma cantidad de calcio que la de vaca. Cuando un niño, un joven o un adulto no admite tomar lácteos de ningún tipo es conveniente que coma almendras, pues estas semillas son también ricas en calcio y fósforo.

Cuando los padres o los niños dicen que «no tienen tiempo por las mañanas», denles el zumo, yogures o leche y preparen la noche anterior un bocadillo (que pueden mantener envuelto en la nevera) con una tortilla, el jamón, el queso, el atún o lomo, que es la proteína necesaria para comenzar el día con energía y nuestro cuerpo pueda responder de forma adecuada.

Durante el recreo los que han tomado el desayuno importante en casa, pueden comer un bollo o unas galletas más unas almendras o avellanas.

Los que desayunaron poco deben comer el bocadillo, o bien, al menos, unas almendras, avellanas o nueces con algo de pan o bollo.

Se entiende que todos tomaron el zumo al levantarse. Si alguno cree que no le sienta bien en ayunas, que coma naranjas o tome el zumo en medio de la comida y cena.

Desayunos para jóvenes

Cuando los muchachos y las muchachas crecen a «ojos vistas» es conveniente suministrarles, además del zumo, lo que comentamos a continuación.

Recomendación: Zumo, alguna de las tres opciones de entre dos huevos, o 1 huevo + jamón de York o jamón + queso... La leche con cacao o café o malta y el pan preferiblemente integral.

A esta edad ya entienden que la fibra es muy interesante para regular el tránsito intestinal y sobre todo las chicas, que suelen ser más estreñidas, deben consumir preferentemente pan y galletas elaboradas con harinas completas.

Cuando vuelven a comer a las tres de la tarde, porque sus estudios los realizan con esos horarios, deben llevar otro bocadillo. Pueden usarse muy bien rebanadas de pan de sándwich o similar con jamón + queso o unas galletas + almendras o avellanas.

Desayunos para adultos

Recomendación: El consabido zumo, pero yo suelo recomendar en estas personas que lo preparen de 1 naranja+1/2 limón, para con la misma cantidad de vitamina C, tomar menos azúcar. Esto, además de para los diabéticos, es interesante en las dietas de adelgazamiento y cuando hay excesos de colesterol o triglicéridos, ya que el azúcar, incluida la de las frutas, cuando no se quema, el organismo la transforma en lípidos.

Las proteínas son muy necesarias tanto como en los niños y los jóvenes por lo que insisto en el huevo + jamón de York o jamón + quesos descremados.

El huevo puede tomarse «a la americana», es decir, cuajado en un poquitín de aceite en la sartén, en tortilla, duro o pasado al agua a los tres minutos. No deben comerse las claras crudas, pues la «avidina» que contienen inhibe la acción de una de las vitaminas del complejo B. En cambio, cocida no produce este trastorno. Es decir, las claras siempre han de tomarse blancas o batidas en la tortilla, pero no crudas o todavía transparentes en los huevos pasados por agua.

Las personas que consumen poco pescado pueden tomar también en el desayuno atún (tirando todo el aceite para que no engorden) o sardinas en lata.

La leche deben tomársela descremada las personas que trabajan en despachos, cuando no se quiere engordar o si se tienen triglicéridos o colesterol en exceso en la sangre.

Estimulantes a los que nos hemos habituado son el café y el té. El primero carga el hígado; en cambio, el té es beneficioso para esta víscera y también muy diurético. Puntualizaremos que el té, debido a que su aroma es muy suave, debe prepararse con aguas que no contengan cloro ni calcio.

Este desayuno tipo se supone para personas que lo consumen en su casa y vuelven a comer entre la una y las dos de la tarde. Pero, desgraciadamente, en nuestro país los horarios de trabajo no están pensados en función de la salud ni del óptimo rendimiento en el trabajo de sus habitantes y yo acostumbro a recordar, siempre que tengo ocasión, que vivimos en un país en el que se desayuna muy mal y además se come muy tarde.

Vamos a tener en cuenta a esos administrativos y funcionarios que salen de casa absolutamente en ayunas, pasan por un bar para tomar un café y repiten más tarde un cortado, a veces con algún bollo o unos churros. Evidentemente, no han tomado más que unos estimulantes (los cafés) y con los bollos, hidratos de carbono+grasas.

Pero, ¿y las vitaminas?, ¿y los aminoácidos que son los nutrientes necesarios para fabricar neurotransmisores y neuromoduladores? ¿Y los minerales que he mencionado en el capítulo anterior?

Este es uno de los motivos del bajo rendimiento de nuestras empresas, de muchos accidentes de trabajo y volviendo a los niños, de los desastrosos resultados que muestran las estadísticas en relación con el aprovechamiento de los alumnos en nuestros colegios.

Igual que no se puede pedir a un mulo que tire de la carga sin darle de comer adecuadamente, no se puede pedir a nuestro cerebro que almacene los datos que se le suministran y luego nos devuelva los que le solicitamos sin un adecuado trato, ya que la memoria tiene un sustrato absolutamente material y los alimentos que contienen aminoácidos, vitaminas, fósforo, magnesio, potasio..., están ausentes en los desayunos de muchas personas que precisamente desempeñan trabajos intelectuales.

Recuerda:
Erróneo y no aconsejable tomar solo los cortados y las pastas o los churros. Hemos de realizar bien la primera comida del día y ganaremos con ello nosotros en primer lugar, nuestra familia después y el país en general, como consecuencia directísima de la mejora de la salud, el talante y el rendimiento en el trabajo y en los estudios de los españoles.

Antiguamente teníamos en casa mulos para sacar troncos del bosque. Cuando no se cortaban árboles y las bestias estaban sin hacer nada en la cuadra, se les daba una comida ligera. Pero en las temporadas que habían de trabajar fuerte, se añadían algarrobas y más alfalfa a su dieta. Cuando teníamos algún mulo recién comprado que venía mal alimentado, el pobre animal tiraba a fuerza de latigazos.

Guardando las distancias, eso es lo que hacemos con nuestro cerebro cuando vamos a trabajar sin un desayuno adecuado. Necesitamos el café en una función parecida a la del látigo; es un estimulante para el cerebro, para que «tire» un rato, sacando reservas de fósforo y magnesio de los huesos. Y en los que no toman leche, incluso de calcio. En el esqueleto se encuentra el 75 % del fósforo total del cuerpo, el 70 % del magnesio y el 99 % del calcio y es allí donde se van a buscar estos elementos, cuando la dieta no nos provee adecuadamente de los mismos.

De modo que, tras estas consideraciones, todos ustedes han comprendido la importancia decisiva de un buen desayuno en el aprovechamiento de sus hijos en el colegio y en el rendimiento de los adultos que trabajan fuera y además organizan la vida familiar en casa, con lo que su carga mental y física es enorme. El oficinista que come entre las tres y cuatro de la tarde, a un primer desayuno de zumo y huevo + jamón, debe añadir un bocadillo —de poco pan— con quesos descremados a eso de las doce del mediodía o unos puñaditos de almendras o avellanas, que son muy fáciles de tomar. Todo ello sin quitarle sus cafés si no tiene algún problema que lo haga necesario. Y siempre recuerden que una manera muy sencilla de tomar más proteína es añadir proteína de leche a nuestra bebida.

Si se hace deporte

Estamos en el supuesto de personas que estudian o trabajan en un despacho, y además hacen *jogging* o juegan un rato al tenis, o van a nadar.

Si el ejercicio se hace temprano, lo mejor es tomar un zumo de cítricos o de frutas variadas y salir a correr, nadar o andar. Pasada media hora después del ejercicio se hace el desayuno habitual.

Si el partido, la gimnasia o el *jogging* tienen lugar a media mañana, se desayuna normal y al acabar el recreo o el ejercicio, se come fruta fresca y unas almendras o avellanas.

Cuando se va a hacer esquí es indispensable un desayuno muy consistente con fruta, huevos, jamón y al pan se le añade más mantequilla o aceite que en un día cualquiera. También puede tomarse más dulce que de ordinario.

Normalmente los esquiadores hacen después una comida ligera; por ejemplo, de pan inglés con queso y jamón y pasas o higos secos con almendras.

También es frecuente encontrarse con deportistas de domingos o vacaciones, que en mayor o menor medida, van a pasar casi toda la mañana corriendo en bicicleta, subiendo montañas, o actividades parecidas.

Si van a empezar el ejercicio apenas levantados, tomen un zumo de cítricos o de frutas variadas y es muy recomendable que se haga una pausa de unos 10 minutos al cabo de una hora o cuando el cuerpo lo pide, y en este descanso conozco personas que me explican que les va muy bien parar en una fuente y tomar una bebida preparada que llevan en sobrecitos que les suministra glucosa y aquellos minerales que más gastan con el trabajo muscular y eliminan con el sudor y la orina.

Sabemos que el trabajo de contracción y relajación muscular consume mucha glucosa, fósforo, calcio, magnesio, potasio, sodio y oxígeno. De ahí el interés que tiene la respiración durante el ejercicio y el suministro de los minerales —que a veces se denominan genéricamente como electrolitos—, que se van a consumir en mayor cantidad por los deportistas.

Cuando se acaba la marcha o se deja la bicicleta, la raqueta o la pala, conviene que transcurra una media hora antes de tomar una comida importante, con el fin de que se recupere el organismo del esfuerzo que ha realizado y esté en condiciones de atender al nuevo esfuerzo químico que supone hacer la digestión.

Este libro lo escribí en los ochenta del siglo pasado y en los años que han transcurrido desde entonces nos encontramos con que en todo el mundo, el número de personas que hacen deporte ha aumentado en una proporción enorme; pero no es eso solo lo que ocurre, sino que son muchísimas las personas que hacen maratones y medias maratones y aún más, porque nos encontramos con deportistas que hacen distintas especialidades y pruebas que duran más de un día, por lo que su organismo tiene un gasto de glucosa, minerales y vitaminas con los que hace años no contábamos. Por esto les ofrecemos además de los de siempre, otros nuevos con la marca AML dirigidos a estas personas con necesidades nuevas que procuramos se puedan cubrir, que podrán encontrar en los anexos del final del libro.

Recomendación:
El Colágeno con Magnesio y el Colágeno con Magnesio + vit. C AML sport, que son los clásicos que hemos recomendado desde hace años para regenerar los tejidos del esqueleto y aquellos que son ricos en esta proteína; en mi criterio y enriqueciendo los desayunos, creo que los debieran tomar todas las personas que hacen esa primera comida pobre en proteínas y es muy interesante para el deportista que, no olvidemos, fuerza más que otra persona a su esqueleto, tendones y ligamentos.

Pero ante todo nos dirigimos a aquella persona o deportista que en bicicleta, en un partido de tenis, de fútbol o en una marcha por la montaña va a pasar horas haciendo un gasto de glucosa, minerales y vitaminas que debe ir reponiendo para que su cuerpo pueda funcionar con eficacia y responda a los esfuerzos que le pide. Para poder tomarlo con comodidad se le ofrece el Magnesio total gel Sabor limón y también el Glucomag, muy indicado para reponer glucosa a media carrera, del cual, un 20% es de absorción rápida y un 80% de absorción lenta.

Y nos queda la fase de recuperación para la que encuentran el Mag++ vitaminas y también las Sales minerales AML sport.

Supongo que les llamará la atención que en la oferta de nuestros productos casi siempre hay magnesio y se preguntarán ¿Por qué? Porque este mineral interviene en la relajación muscular de los músculos del aparato locomotor, de las arterias, del corazón y en los de fibra lisa como también en la obtención de energía a partir de la glucosa o de las grasas cuando la primera se ha agotado, en el trabajo mental, en la fabricación de serotonina y además en la regeneración de todos los tejidos.

La importancia del magnesio es determinante. Es increíble, pero llevo más de cincuenta años explicándolo y diciendo a la vez, que esto no está bien explicado a los médicos y por eso le llamo «El gran olvidado de la agricultura y el gran desconocido de la Medicina» y lo más grave es que se dan mal las medidas de su concentración en la sangre, por lo que creo que si usted está interesado en el tema, debe leer el libro publicado por esta misma editorial *El magnesio en el deporte* y entenderá por qué los kenianos y los etíopes que viven en el Rift de África ganan todas las carreras de fondo y medio fondo.

Todos los especialistas de los últimas décadas han defendido que el desayuno es la comida más importante del día, no solo porque es la fuente de toda la energía o energía principal para poder comenzar de forma adecuada un rendimiento físico e intelectual apropiado, sino desde el punto de vista nutricional, ya que ha de aportarnos con los alimentos escogidos todos los nutrientes esenciales.

Los padres y responsables de los niños son los que han de velar por un orden y control de las comidas en los niños, ya desde pequeños. Han de mentalizarse de que no pueden ir al colegio o a ningún centro escolar, sea el ámbito que sea, sin una base tan importante como el desayuno, pues el cerebro no funciona de forma correcta y, en consecuencia, no se rendirá bien en ningún medio. Asimismo, es importante en el adulto mentalizarnos de que hemos de comenzar el día desayunando, es un error pensar que se puede comenzar el día sin desayunar, por prisas, porque no se llega a una reunión, etc., Hay que desayunar y desayunar bien y de forma completa.

Un desayuno ha de tener proteínas, vitaminas y minerales. No hemos ni debemos desayunar de cualquier manera. Hay formas de desayunar bien, sea cual sea nuestra edad y necesidades específicas. Un desayuno debe nutrirnos, hidratarnos, protegernos y darnos energía. Ha de proporcionarnos la energía para que nuestro organismo pueda trabajar todo el día y mantenerse en forma, y hemos de recordar que antes de hacerlo ya hemos dejado al cuerpo ocho horas mínimo sin ingerir ningún tipo de alimento. Hay un factor muy importante y es que si se puede realizar en familia, mejor y cuanto más tranquilo estemos, mejor será la calidad del metabolismo y de la digestión del mismo. Y deberíamos dedicarle no menos de 20 minutos o media hora cada mañana.

Desayuno 1

— Leche desnatada, o leche semidesnatada, acompañada, dependiendo la edad de cacao, café o también puede ser una infusión.
— Dos rebanadas de pan integral con aceite de oliva, acompañada —o no— de unas lonchas de jamón serrano, jamón de york , pechuga de pavo, bonito... Incluso un huevo pasado por agua
— Fruta: la fruta será preferentemente algún cítrico para favorecer la diuresis del organismo. Pueden ser dos kiwis, una naranja al natural, o bien el zumo de alguna de estas frutas con su pulpa.

En definitiva, un lácteo, proteína y cereal.

Si se decide tomar una infusión en sustitución de la leche, no supone ningún inconveniente, porque el calcio del lácteo ya va incorporado en la proteína por regla general.

Cuando escojamos pan para unas tostada, intentemos evitarlos ricos en grasas y azúcares, por lo que una buena opción es los integrales o con cereales, sin necesidad de rehuir o evitar el pan blanco de toda la vida.

Resumiendo:
Hay un desayuno base que deben tomar todos, el cual puede adaptarse en cierta medida a algunas circunstancias que ya he citado y que cuando se hace un deporte en el que la persona va a pasar frío, debe enriquecerse con más grasas como mantequilla o aceite y también con algo más de azúcares.
El desayuno base debe aportar vitamina C y potasio con la fruta o los zumos, proteínas en forma de huevos, jamón, queso, atún..., y estos alimentos proteicos suministran además fósforo, calcio, hierro, vitamina B, etc. El pan, los azúcares y las galletas aportan la glucosa, y las grasas aparte del queso, la leche y la mantequilla, pueden tomarse como aceites y así está recomendado en la dieta de los adultos con vida sedentaria, de modo general.
Estimulantes son el café, el té y el cacao y este último es muy rico en magnesio y hierro

Capítulo 3
Las comidas

La hora de la ingesta del alimento del «mediodía» en nuestro país tiene lugar entre la una y las cuatro de la tarde.

Aclaremos esto: más o menos, los campesinos y algunas personas de edad ya jubiladas, comen a eso de la una, el grueso de la población lo hacen entre dos y dos y media y los empleados de Banca, en general y algunas oficinas, no se sientan a la mesa antes de las tres y media o cuatro de la tarde.

En otro tiempo la comida tenía lugar entre las 12 y la una de la tarde. De ahí su nombre de «comida del mediodía», pero en la actualidad se ha retrasado notablemente la hora de la que en España es la comida principal y con mucha diferencia, la más copiosa del día, por regla general.

El hecho de que la llamada «comida» sea muy abundante en gran parte es consecuencia de que el desayuno es escaso o desequilibrado. Y si pensamos en los empleados que la toman casi a las cuatro de la tarde, se comprende que esas personas no atiendan a razones cuando se sientan a la mesa y se les recomienda moderación y templanza.

Corrientemente, además de una ensalada (costumbre muy recomendable), estamos acostumbrados a que se nos ofrezca un primer plato, bien sea constituido fundamentalmente por arroz, pasta, patatas o legumbres y un segundo plato de carne o pescado. Afortunadamente, en casi todos los hogares se toma fruta fresca como postre aunque algunas personas comen queso, almendras o avellanas para finalizar la comida.

En los hogares de personas de edad avanzada se está generalizando la costumbre de tomar verdura como primer plato, y estos alimentos deben ser también comida frecuente o diaria en las dietas contra la obesidad, colesterol, triglicéridos y en la diabetes.

Vamos a analizar estas comidas deteniéndonos en los distintos platos.

Ensaladas

Buenas para todos. Nos ofrecen fibra que regula el tránsito intestinal y, por tanto, son recomendables para evitar el estreñimiento; además, nos proveen de potasio y vitaminas.

El tomate es rico en vitamina C, la zanahoria tiene caroteno que en el cuerpo se transforma en vitamina A, la lechuga es sedante; el apio, cebolla, perejil y puerros son diuréticos y el ajo vasodilatador.

Hay personas que digieren mejor el tomate, las cebollas y los pimientos asados. Tienen menos vitaminas, pero también son muy recomendables.

Es sanísimo el famoso gazpacho andaluz a base de tomate, pepino y algo de pimiento, cebolla, ajo y pan. Se aliña como una ensalada y se pasa por la batidora. El gazpacho recién preparado tiene las cualidades de sus componentes. Es rico en vitamina C, diurético, y vasodilatador.

Los aceites vegetales que añadimos a las ensaladas nos suministran vitamina E. Hay familias en las que se presenta la fuente de ensalada al principio de la comida y así los distintos miembros de la misma se van sirviendo de ella cuando más les apetece.

En el siguiente cuadro explicativo, tenemos algunas sugerencias para preparar ensaladas sencillas siempre a mano:

Verduras	Proteínas o Hidratos de Carbono
Base principal	*Proteínas*
Cogollos de Tudela	Bonito
Endibia	Huevo cocido
Brotes tiernos	Sardinas en aceite vegetal
Canónigos	Gulas
Escarola	Palitos de sucedáneo
Pepino	Jamón de york
Rúcula	Taquitos de jamón serrano

Verduras	Proteínas o Hidratos de Carbono
Verduras a añadir en crudo Calabacín (manteniendo piel) Champiñón Col Brócoli	*Hidratos de carbono* Pasta cocida (espirales, lazos, espagueti, etc.) Arroz basmati, integral o largo Patatas cocidas

Para evitar la demonización de los hidratos de carbono, como últimamente se viene haciendo, diremos que pueden mezclarse en una ensalada perfecta con cualquier verdura u hortaliza. Y que puede ir acompañado de algo de proteína, siempre que sea mayoritaria la cantidad de verdura y poco el hidrato de carbono. De modo que podrá incluso comer con una ensalada como plato único si mezcla ingredientes vegetales y proteína, a demanda. Si en algún momento se encuentra perezoso para comer contundentemente, puede hacerse una ensalada completa que puede constituir un plato único, sobre todo por las noches.

Pero no hay que olvidar que nunca, ni en desayunos, ni en comidas ni en cenas hay que dejar de tomar proteínas.

Arroz, patatas, pastas

Estos alimentos junto con el pan, las papillas, las batatas, las castañas y los bollos nos suministran *almidón.* Este es un hidrato de carbono que al final de su digestión queda convertido totalmente en el azúcar llamado glucosa.

Es decir, a las féculas y harinas en la actualidad se les llama «azúcares de absorción lenta», ya que a medida que se efectúa su digestión, vamos obteniendo glucosa que ya he comentado al hablar del desayuno, es el combustible que utiliza el cerebro y en gran cantidad los músculos cuando realizamos trabajo o ejercicio físico y deportes.

Si se toman simplemente hervidos, son casi todo almidón, y un arroz cocido sin otros ingredientes puede estar, al cabo de media hora, convertido totalmente en glucosa. Algo parecido puede decirse de las patatas y pasta italiana y esto deben tenerlo muy en cuenta los diabéticos. Es decir, cuanto más digeribles son los hidratos de carbono, antes se habrán convertido en glucosa.

Si el arroz, las pastas o las patatas se han guisado con sofritos, la digestión es algo más lenta, pero acabarán convertidos igualmente en glucosa y además tendrán el aceite que se les ha añadido.

Los alimentos feculentos, en consecuencia, están recomendados en las personas que realizan ejercicio físico, sea trabajo o deporte, y no se debe abusar de los mismos cuando el trabajo que realizamos es fundamentalmente mental.

En algunas zonas, en este primer plato se añaden el pollo, el conejo, el pescado..., es decir, los alimentos proteicos que va a tomar la familia, por lo que sirve en esos casos de «plato único». Evidentemente, debe completarse con ensaladas o fruta fresca. Los cereales contienen pocas proteínas y además estas son pobres en lisina, metionina y triptófano que son unos aminoácidos indispensables para el hombre, por ello deben acompañarse con proteínas de origen animal o legumbres.

Legumbres: judías, lentejas, garbanzos, guisantes y habas

Existe todavía la idea de que estos alimentos son los que más engordan y es cierto que constituyen un plato muy rico en calorías si se cocinan a la manera tradicional; es decir, con mucho tocino, chorizo, morcillas, o butifarras en Cataluña..., o sea, con mucha grasa que además acostumbra a ser de cerdo, lo cual convertía a los grandes consumidores de legumbres bien adobadas en candidatos a tener las tasas de triglicéridos, colesterol y ácido úrico altas, terminando sus años penosamente con una arteriosclerosis que les priva de memoria, disminuye también su vista y con mucha frecuencia les causa ruidos en los oídos a la vez que disminuye su capacidad de audición. Estos trastornos son mayores si el consumidor de esos cocidos, fabadas o «monchetas con butifarra» ha dejado las faenas del campo que hacían sus mayores cambiando el arado y la azada por un sillón y un ordenador. Es decir, dejando un trabajo que requería un gran gasto de energía física por otro que fundamentalmente es intelectual.

En consecuencia, dejaremos de comer habitualmente las legumbres preparadas con mucha grasa de cerdo, pero no vamos a abandonar su consumo, ya que, si me siguen, verán que estos alimentos tienen muchas cualidades que vamos a recordar.

1. Su envoltura es indigerible para nosotros, y, en consecuencia, la piel de las lentejas, garbanzos, etc., nos sirve de laxante natural porque aumenta el volumen de los residuos, consiguiendo que estos sean más húmedos y más fáciles de evacuar.
2. Cuando están cocidas, el porcentaje de hidratos de carbono —almidón— que nos suministran está alrededor del 18 % y además tienen casi un 10 % de proteínas de alto valor biológico. Es decir, son unas proteínas que cubren mucho mejor las exigencias de aminoácidos de nuestro organismo, que las proteínas que contienen los cereales. Se puede decir que el que come legumbres necesita tomar un trozo menor de carne que el que ha preferido arroz, patatas o pasta como entrante. Conviene tener esto en cuenta, ya que las proteínas de origen animal resultan caras y consumiendo legumbres de primer plato, puede hacerse más pequeña la ración de ternera, pollo, buey..., etc.

Preparación de las legumbres

Cocidas

Pero, ¿tenemos que comer las legumbres simplemente hervidas? En muchas regiones de la península, por ejemplo, en la comunidad catalana, andaluza, es muy corriente tomarlas en una especie de ensalada, cocidas, con aceite crudo o con una especie de vinagreta como he comido alguna vez unas judías blancas exquisitas.

Ahora bien, la costumbre más generalizada es la de tomarlas guisadas, por lo que vamos a explicar cómo cocinarlas sin tocino.

Guisadas sin estofar

Puestas en remojo desde la noche anterior con agua y sal las judías, las lentejas o los garbanzos, se lavan por la mañana y se ponen a cocer a fuego lento —los garbanzos en agua hirviendo— con 1 cebolla, 1/2 cabeza de ajos, 1 tomate, una zanahoria, un chorrito de aceite y si gusta, una hoja de laurel. Cuando todo está tierno, se cuelan por el pasapurés la cebolla, los ajos, el tomate y la zanahoria junto con una cucharada de legumbres —para que engorden un poco el caldo— y así quedan espesitos, que es como estábamos acostumbrados a tomarlos y luego pueden añadirse también, como 1/2 hora antes de comerlos, unos trozos de patata en las judías y lentejas, y arroz, acelgas o espinacas en los garbanzos.

Sugerencia: Aparte pueden cocerse para los jóvenes los chorizos y freír o asar las morcillas. O si se echan en el cocido de la legumbre hay que ir desgrasando y aligerar de aceites.

Así guisados, estos platos pueden consumirlos todos los miembros de la familia y a los muchachos se les pueden añadir los embutidos que les gusten, cocinados de modo que no suelten la grasa dentro de la cazuela donde se prepara el plato de todos.

Guisantes

Los platos de guisantes se hacen poniendo en el aceite cebolla y ajo tierno en un puchero de barro, con un plato hondo lleno de agua como tapadera porque así se guisan con su propio vapor que se condensa al encontrar el plato relativamente frío por el agua que sostiene encima, hay que reservar y servir si se desea con algo de pescado o carne. Los guisantes quedan muy buenos acompañados por alcachofas tiernas y patatas nuevas que se cocinan junto con ellos.

Las habas

Las habas, que antes preparábamos con tocino veteado y butifarra negra, ahora las cocinamos como los guisantes. La olla de barro o recipiente escogido amplio con aceite, cebolla y ajos tiernos, las habas tiernecitas (no deben haber criado la «uña», pues entonces ya tienen el pellejo muy duro) y para endulzarlas un poco, a nosotros nos gustan con guisantes a la vez. Si se les ponen patatitas tiernas, estas quedan oscuras y no queda el plato lucido a la vista.

A las habas se les puede poner hierbabuena o alguna hierba de la familia de la mejorana, que podemos decir es prima hermana del orégano.

Las legumbres, además de ofrecernos unas proteínas muy adecuadas en la proporción de sus aminoácidos a las necesidades humanas, son ricas en calcio, hierro, potasio y fósforo y en vitaminas sobre todo del complejo B. Por eso están indicadísimas para los niños, estudiantes y personas anémicas siendo un alimento interesantísimo para todos consumido en grano o en puré cuando del primer modo provoca flatulencia.

Conviene hacer notar que las personas que forman muchos gases intestinales, a veces se debe a que tienen la flora bacteriana deteriorada y que les conviene tomar un par de yogures al día y acompañar las comidas con una infusión de poleo con anises e hinojo, que aporta, además de sus ya conocidas cualidades digestivas y antiflatulentas, un excelente sabor.

Carnes

Este apartado constituye un aspecto importante y delicado al ser tratado, puesto que son muchas las polémicas en las que hemos incurrido en las últimas décadas.

Llegamos a unos alimentos conflictivos que no lo son en sí, sino por la permisividad que hay en cuanto a la composición de los piensos que toman los animales.

En la prensa leemos constantemente que estos contienen hormonas y antibióticos..., que aquí se toleran más tipos de hormonas que en la Unión Europea..., que los mataderos no reúnen las condiciones exigibles..., y lo peor de todo, que aunque la ley los prohíbe era corriente el uso de «finalizadores» tipo DES que consisten en una inyección de hormonas que, impidiendo que el animal orine, le hace ganar unos kilos en pocos días, a costa de esa retención de orina y acumulando en consecuencia sustancias nocivas en la sangre.

La carne de los animales así tratados es húmeda, frecuentemente hace unos charquitos como de una serosidad debajo de donde se cuelga la pieza o donde se apoya. Los bistés sueltan agua mojando el papel que los contiene, cuando se asan producen mal olor que recuerda al amoníaco y cuando se fríen sueltan un agua como jabonosa y maloliente, reduciéndose extraordinariamente su tamaño. En el momento actual esto ya se vigila.

También se ha producido otro hecho y es que los cerdos no se «capan», es decir, se crían enteros, por lo que su carne tiene mal sabor.

Todo esto ha conducido a la crianza de unas carnes que la gente llama «artificiales», que se caracterizan por su mal sabor, exceso de líquido maloliente en algunos casos —no todos los ganaderos utilizan finalizadores—, y que contienen unas cantidades indeseables de hormonas y antibióticos. Y ello ha llevado a la formación de una legión de personas que no quieren comer carne, que no les gusta, y no les apetece, porque en realidad son ellas las que cocinan y observan todos esos extraños fenómenos de humedades, encogimiento, espumas y malos olores.

Como podemos ver, las carnes que son el alimento proteico más corriente en el mundo occidental, son rechazadas por algunas personas y no sin razón, cuando el problema no es intrínseco, sino creado por los métodos de alimentación y prácticas ilegales para conseguir unos kilos de más.

Estos problemas con una vigilancia sanitaria más estricta son fáciles de resolver, ya que no provienen de la carne en sí, sino que han sido artificialmente creados.

De todos modos, las carnes no son el único alimento adulterado. Todo lleva tratamientos sean de insecticidas, fungicidas, o sustancias que evitan que «grillen» las patatas y que se agujereen las legumbres. Los cereales no se salvan tampoco: un aragonés que cuidaba silos de trigo, me dijo que la sustancia con que los rocían mató a un grupo de palomas que entró por una ventana en cierta ocasión.

Cuando vayan a la compra, busquen carne que no haga charquitos ni suelte agua al cortarla y que tenga un color uniforme. A veces se ven piezas expuestas que en una parte determinada tiene un color más pálido, como deslavado, haciendo un redondel y seguramente es la zona donde inyectaron al animal.

Los corderitos lechales y el vacuno mayor es casi seguro que no contienen hormonas, aunque los animales hechos, a veces han sido sacrificados por viejos o enfermos.

Estas cuestiones no podemos resolverlas los dietistas, sino los gobiernos. Nosotros hemos de recomendar las carnes como alimentos ricos en proteínas, vitaminas del grupo B y hierro; el hecho de que tengan la calidad exigible a estos alimentos depende de Sanidad o el organismo que tenga la obligación de que se ofrezcan a la venta en correctas condiciones.

Las personas de edad y los que realizan trabajos sedentarios no deben comer las grasas y sebos, pues consumiéndolos les aumentará la tasa de colesterol y triglicéridos (grasas) en la sangre, lo que a la larga les conducirá a la arteriosclerosis y, como consecuencia, ser candidatos a una lesión de corazón o un ataque cerebral además de una pérdida de facultades físicas y mentales que todos sabemos padecen las personas cuyos vasos sanguíneos tienen disminuida su luz, por la presencia de ateromas de lípidos.

Son lípidos los triglicéridos o grasas y el colesterol.

De modo que a partir del momento en que nuestra vida se hace muy sedentaria, debemos quitar todas las grasas y sebos de las carnes e incluso la piel del pollo.

Cuando disminuimos la ingestión de grasas de origen animal, debe tenerse en cuenta que a la vez, es menor la cantidad que tomamos de vitaminas A y D y ello se debe compensar comiendo zanahoria (vitamina A) y tomando el sol sin abusar (vitamina D) o añadiendo a la dieta aceite de hígado de bacalao que ahora puede encontrarse en perlas para evitar su mal sabor.

Pescados

Son alimentos proteicos muy interesantes, porque, además de su variedad, sus aceites, por ese hecho, por ser «aceites», no ofrecen peligro para las personas con exceso de triglicéridos o colesterol. Concretamente el de sardinas es más «insaturado» y en consecuencia menos viscoso que los de semillas y el de oliva y en consecuencia puede consumirse por las personas con problemas vasculares. Además, los aceites de pescados por ser de origen animal nos ofrecen vitaminas A y D tan interesantes cuando hemos dejado de comer mantequilla y grasas animales terrestres que suelen ser sólidas o pastosas.

De modo que los pescados, aun con problemas circulatorios, son buenos todos. Cuando la persona tiene ácido úrico, recomendamos mejor los pescados blancos, que son menos grasos.

Los platos de pescados pueden ser variadísimos, pues, además de fritos, al horno, cocidos o a la plancha, también pueden prepararse «en papillotte» o sea, envueltos en papel de aluminio, y darles distintos sabores con hierbas aromáticas al gusto (ahora para los pescados está usándose mucho el hinojo), pues en esto también hay modas, o bien con unas rodajas de cebolla o con ajo y perejil... Es decir, con un poco de imaginación una pescadilla puede prepararse de una manera distinta cada día de la semana.

En general, el pescado pequeño es muy rico frito, e incluso las merluzas y el rape en filetes. Los más grandes pueden prepararse en salsa, al horno o cocidos y con mayonesa o salsa rosa. Ya no hablo de los pescados rellenos o *puddings* de pescado que era muy típico que se prepararan en casa hace años con mucha frecuencia.

Como todos huimos de los kilos de más, es una buena costumbre poner los pescados fritos sobre servilletas de celulosa que empapen el aceite sobrante y escatimarlo en los que preparamos al horno o en salsas, poniendo el justo para que no se pegue a la fuente o a la cazuela de barro.

Moluscos: Mejillones, almejas, berberechos, ostras, calamares y sepias

Son ricos en proteínas, vitaminas, minerales como hierro y fósforo y tienen colesterol. En la actualidad, además de estar contraindicados en el exceso de ácido úrico y colesterol, debemos advertir que ciertas zonas están contaminadas por sustancias diversas procedentes de vertidos industriales e incluso por plomo y mercurio. Pueden provocar hepatitis las ostras, almejas y mejillones procedentes de zonas que reciben aguas residuales de cloacas y en el caso de los mejillones, también se tienen que retirar de la venta cuando hay «mareas rojas» Pero en la actualidad solo pueden consumirse los que han pasado por depuradoras controladas por Sanidad y los que ustedes puedan comprar de confianza. La consecuencia que se deduce de todo ello es que los moluscos deben tomarse ocasionalmente, no como alimento habitual a pesar de su fama de afrodisíacos, y en invierno preferentemente.

Es conocida la recomendación de comer ostras y similares solo en los meses que tienen erre. Es decir, abstenerse en mayo, junio, julio y agosto, que de hecho, son los meses más calurosos.

Los calamares, en nuestro país, cuando no son frescos debe vigilarse muy bien que no se rompa la red del frío en los congelados.

Estos y las sepias también tienen una cierta cantidad de colesterol que no los hace recomendables en las personas con trastornos circulatorios.

Crustáceos: quisquillas, camarones, gambas, langostinos, langostas,…

Son ricos en proteínas, fósforo, calcio, ciertas gambas en magnesio y vitaminas sobre todo del grupo B. Pero también tienen colesterol y en España los langostinos y gambas tenían un problema añadido, y es que se permitía la adición de ácido bórico para que no se les ennegrecieran las cabezas.

Al igual que los moluscos, tienen fama de afrodisíacos, pero a la larga, si se consumen habitualmente, conducirán a la arteriosclerosis por su contenido en colesterol y también en ácido úrico.

Normalmente el bolsillo no alcanza para tomar estos alimentos frecuentemente, pero en las comidas de empresa y en muchos acontecimientos se toman estos mariscos. De todos modos, es ya de dominio general que estos exquisitos platos contienen colesterol y ácido úrico, por lo que ya no extraña que una persona de cierta edad se abstenga o limite su consumo, pero recomiende a su invitado a que los pida.

Vísceras

Era frecuente en dietética la recomendación de consumir una o dos veces por semana hígado, ya que este alimento, además de suministrarnos aproximadamente la misma cantidad de proteínas que las carnes, es muy rico en hierro, fósforo, vitaminas A y D y complejo B.

Pero desde que se añadieron a los piensos hormonas y antibióticos, y aún mucho más, en los que se les han inyectado «finalizadores», el hígado —que en cierto modo es el «basurero» de la sangre—, contiene en mucha mayor proporción que la carne esos aditivos indeseables. Y no solo los piensos contienen sustancias nocivas; los forrajes llevan herbicidas y entre ellos el DDT ya prohibido tiene un efecto acumulativo precisamente en esa víscera en la cual se han encontrado incluso indicios de estroncio radiactivo procedente de las explosiones atómicas.

Como consecuencia del conocimiento de estos datos, en la actualidad, incluso a los jóvenes solo recomendamos que se tome hígado cada quince días, o en todo caso, el de animales que no se crían «industrialmente», como ocurre con los corderos, una vez a la semana.

Con ello hemos disminuido en los jóvenes la fuente natural más rica en vitaminas del complejo B, además de la ración de hierro, fósforo y otras vitaminas.

A los adultos con exceso de colesterol se les prohíbe tomarlo, ya que este órgano es muy rico en el mismo.

Por su parte, los sesos, que son ricos en fósforo y en vitaminas del grupo B, contienen muchísimo colesterol y triglicéridos.

Algo parecido podemos decir del corazón, mollejas, criadillas y riñones... que como los anteriores contienen mucho colesterol y purinas, por lo que se prohíben con el exceso de ácido úrico, o para evitarlo, cuando hay problemas circulatorios.

Total, que a los adultos que hacen trabajo intelectual se les recomienda que no tomen o que disminuyan la ingesta de los alimentos más ricos en fósforo, hierro y vitaminas A, D y complejo B. Precisamente, junto con la de las vísceras se une la recomendación de no tomar yemas de huevo.

Por eso yo me quedo boquiabierta cuando escucho a ciertos dietistas, primeramente recomendar que se consuma una cantidad limitada de calorías; prohibir a las personas con problemas circulatorios o de metabolismo determinados alimentos, y a continuación decir la frase de: «Una alimentación equilibrada provee de la cantidad necesaria de vitaminas y minerales.»

Lo más gordo, es que incluso lo he oído decir a ciertas personas consideradas como verdaderos «expertos» en el tema.

Porque el latiguillo ese, solo podía ser más o menos correcto, hace cincuenta o cien años, cuando la gente comía «de todo». Yo no tengo que remontarme tan lejos, pues décadas atrás, en casa tomábamos todas las semanas hígado, riñones, sesos, criadillas y mollejas, además de grandes platos de mejillones que les gustaban mucho a mis hijos, ciertas almejas con arroz y los huevos, corrientemente un par todos los días, más los que entraban en los postres de natillas, flanes y cremas. En la actualidad, eso no lo comemos ni en sueños. Por ello, yo tomo lecitina de soja como suministro de fósforo y levadura de cerveza para proveerme de vitaminas del complejo B.

También me extrañó cómo desde hace décadas he escuchado a veces de boca de especialistas decir en televisión y en otros medios de comunicación, en programas de educación sociosanitaria, que la levadura de cerveza no servía para nada. Tendrían que escoger un poco mejor a los invitados o al menos rogarles que preparen y estudien el tema del que van a tratar, si no lo dominan.

Postres

Frutas

El postre más sano en cierto modo son las frutas que, como sabemos, igual que las verduras son ricas en vitaminas, sobre todo A y C y en potasio, porque como se toman crudas, se aprovecha todo el que tienen ya que no se pierde este mineral, que es muy soluble, con el agua de cocción.

De los frutos corrientemente consumidos en nuestro país, los más ricos en vitamina A son los albaricoques, nísperos, melones y el mango. La vitamina C se encuentra sobre todo en las naranjas, limones, pomelos, fresas, uvas, y entre los frutos exóticos ricos en esta vitamina, tenemos los kiwis, la piña y el mango.

Los frutos, en general, son pobres en proteínas, fósforo, magnesio y calcio, pero nos suministran celulosa —la piel de los gajos de las naranjas y mandarinas, la de las ciruelas, cerezas, albaricoques—; todos los hilos que vemos en las pulpas y la fibra de la piña están formados por esa sustancia, llamada también «fibra bruta» que es un laxante natural por el hecho de que no se digiere y en consecuencia llega sin aprovecharse al final del intestino, aumentando la humedad y el volumen de las heces.

En la actualidad y en relación precisamente con la cubierta de los frutos, existe el problema de los pesticidas que llevan. En algunos lugares, las manzanas han sido tratadas hasta diez veces con insecticidas, fungicidas, antipodredumbre..., por lo que es mejor comerlas peladas y si cuando se asan se piensa aprovechar la piel porque es un buen laxante, es mejor enjabonarlas y aclararlas bien, antes de meterlas al horno.

Hemos de tener en cuenta que algunos tratamientos llevan fijadores para que el agua de la lluvia no los arrastre. Por eso, con pasarlas simplemente por el grifo, no se quitan algunas de las sustancias con que se rociaron y hay frutos que incluso pelados conservan el olor a insecticidas que han penetrado en la parte carnosa.

Como la vitamina C es indispensable en la formación de colágeno, que es la proteína más abundante en los huesos, cartílagos, tendones, bajo la piel, etc., debemos consumir a diario cítricos o zumo de cítricos, fresas, en su época y tomates crudos en las ensaladas.

Quesos

Los quesos son unos productos lácteos que al quitarles con el suero, el agua de la leche, tienen más concentrados los alimentos que esta posee.

Fundamentalmente el queso se obtiene precipitando con cuajo las proteínas de la leche que a su vez arrastran la grasa, con las vitaminas A y D que esta contiene, el fósforo y el calcio; también en el queso se encuentran las vitaminas del complejo B. Es un alimento cuya riqueza en proteínas oscila entre un 12 % en el queso de Burgos a un 32 % en el «Gruyere», las grasas desde un 14,6 % en el primer queso citado hasta un

55 % en los más cremosos. El «Gruyere» contiene alrededor de un 32 % y en la actualidad en todos los países se fabrican quesos cuyo contenido en materia grasa se sitúa alrededor del 20 % y también hay los desnatados.

Los que se presentan en porciones o lonchas y no advierten que son bajos en grasa, suelen ser muy ricos en este alimento, por lo que deben reservarse para jóvenes, mientras que los adultos que hacen vida sedentaria y las personas de edad, deben consumir los que solo contienen alrededor de un 20 %. Habitualmente y en la actualidad hay el problema del exceso de calcio que están tomando muchas mujeres y que les conduce a una arterioesclerosis en ocasiones diagnosticada como «Principio de Alzeimer».

Los quesos siempre se ha dicho que «son el complemento de una mala comida y el suplemento de una buena». En efecto, si se ha tomado poca carne o poco pescado, un trozo de queso completa un almuerzo o una cena, pero a veces me encuentro con personas que están sustituyendo el plato tradicional de proteínas (carnes o pescados) por un trozo de queso. Este alimento es muy pobre en hierro y si se hace un desayuno a base de leche o yogures y unas comidas basadas en el queso, la dieta es muy monótona y los especialistas consideramos que la alimentación ha de ser lo más variada posible, pues aparte de los minerales de los que habitualmente hablamos, hay los que denominamos oligoelementos como el cinc, el cobalto y otros, que aunque se necesitan en cantidades muy pequeñas, a veces deben venir de suelos diferentes a los que nos rodean habitualmente.

Yogures

Hay personas que al ver que este producto tiene consistencia, creen que alimenta tanto como el queso, cuando en realidad no es más que un vasito de leche que ha cuajado gracias a la acción del *Lactobacillus bulgarius* y, en consecuencia, su riqueza en proteínas es solamente del 3,5 al 3,8 %.

Una vez aclarado este punto, es decir, que no es un alimento tan concentrado como el queso, conviene que sepan que los yogures son muy fácilmente digeribles, ya que la caseína y las otras proteínas de la leche como la lactoalbúmina y las lactoglobulinas han cuajado en copos finísimos a medida que el fermento ha ido produciendo el ácido láctico que contiene el yogur, a expensas de la lactosa que es el azúcar de la leche.

Resumiendo:
Al añadir el *Lactobacilus bulgarius* u otras bacterias que hacen el mismo efecto a la leche y mantener esta a unos 37 grados centígrados en las yogurteras caseras o en las industriales, este se va reproduciendo a la vez que transforma la lactosa en ácido láctico. Ello conduce a una acidificación de la masa que provoca la coagulación de las proteínas en pequeños copos, que son los que le dan su consistencia al producto obtenido. El hecho de que desaparezca la lactosa o azúcar de leche permite que este alimento pueda ser consumido por aquellas personas que no digieren la leche porque no fabrican «lactasa», o sea, la enzima que digiere la lactosa.

Cuando tomamos la leche a grandes sorbos, al encontrarse esta con el ácido clorhídrico del jugo gástrico se produce una coagulación rapidísima que ha entrado en el estómago —el jugo gástrico es fuertemente ácido—, y esos grandes coágulos que han formado son de difícil digestión.

Otra gran ventaja de los yogures es que reponen la flora intestinal cuando esta ha sido dañada o modificada por una enfermedad o por la acción de medicamentos como los sulfamidas y antibióticos. Por ello cuando se toman este tipo de medicinas, deben consumirse yogures para equilibrar la flora bacteriana.

Los que no deben tomar grasas animales pueden encontrar también yogures descremados o desnatados. Creo que es interesante que sepan que los yogures de frutas deben prepararse con trozos o pulpa de frutos naturales y se deberían rechazar los que nos presentan «con sabor a tal...» que además de sabores artificiales llevan colorantes, porque no solo los especialistas lo saben, sino que ya es del dominio público —o debe serlo—, que hay muchos colorantes potencialmente peligrosos como cancerígenos y otros capaces de causar alergias o intolerancias. Cada vez es más frecuente la aparición de enfermedades alérgicas o reacciones fuertes a algún alimento, fármaco o simplemente como respuesta autoinmune a algo que nos sienta mal.

Frutos secos

Junto a los verdaderos frutos desecados como higos, pasas y orejones de albaricoque, melocotón o manzana, en nuestro país se denominan también de ese modo las almendras, avellanas, nueces y piñones. Estos postres o su mezcla son bastante corrientes en algunas zonas, llamándose en Cataluña «postre de músico» a la mezcla de pasas, higos secos, almendras y avellanas o «casados» en pueblos andaluces donde se mezclan las nueces introducidas en higos secos. En otro tiempo los grandes consumidores de estos postres secos eran los hombres, que también eran los que solían preferir los quesos o flanes en lugar de fruta.

Esta costumbre de no tomar fruta fresca por algunas personas era uno de los factores que influía en el deterioro los huesos y cartílagos por falta de vitamina C. En casos de hombres jóvenes con artrosis, me encontraba con personas que no consumían cítricos y en ocasiones tampoco comían tomate crudo.

En los años ochenta del pasado siglo me encontré con un padre y su hijo de veintitrés años, payeses catalanes, con una artrosis muy antigua en el mayor y muy llamativa, por lo acentuada que era, en el muchacho que la padecía ya hacía algún tiempo. En cuanto empecé con mis preguntas enseguida salió uno de los factores causantes del problema; aunque lo he dicho y repetido muchas veces en otros escritos míos, el colágeno, que es la proteína que forma la matriz orgánica del hueso del cartílago, necesita vitamina C para poder formarse, y en aquella familia no probaban las naranjas y apenas comían tomate.

Eso deben tenerlo en cuenta los aficionados a completar la comida con estos postres y pueden solucionar la ausencia de vitamina C de las mismas tomando zumo de naranja en el desayuno y agua con limón en las comidas.

Recuerda:
Simplemente puede ser tomado en las comidas añadiendo una o dos rodajas de limón al agua de beber, o el zumo de medio limón.

Flanes, cremas y dulces

Estos antiguos y exquisitos postres perduran en los jóvenes, pero los adultos los estamos retirando —con razón—, porque son ricos en calorías y algunos en colesterol; son perfectos como los quesos para completar una comida ligera, pero si esta es completa, añadiremos una cantidad de azúcares y grasas que nos van a hacer ganar unos kilos y en el caso de haber sido preparados con recetas tradicionales, a base de muchas yemas de huevo y mantequilla, nos va a añadir una buena cantidad de colesterol.

Aunque los deportistas y los muchachos los pueden tomar, no olvidemos que deben tomar también frutas, ensaladas o zumos que contengan vitamina C.

Café

Además del postre propiamente dicho, o bien en su lugar, muchas personas terminan la comida con esta infusión. Yo no tengo nada en contra de que se tome con moderación; es un estimulante.

De todos modos, como los efectos del café son muy rápidos, las personas a las que no les sienta bien, sea al sistema nervioso, al estómago o a los que tienen problemas hepáticos, lo notan claramente y ellas mismas lo abandonan o cambian por malta o té, que es muy digestivo, pero a los que les cuesta dormir no olviden que también la teína o teofilina que contiene es estimulante.

Otras infusiones

Entre las hierbas que favorecen la digestión se encuentran la manzanilla —que a algunas personas a pesar de su fama bien ganada, les provoca náuseas—, pero que por lo clásica se ha de citar; la menta, el poleo (que es una variedad de esta), los anises, los hinojos o la mezcla de las tres. La hierba luisa, de aroma tan agradable, el boldo para regular las contracciones de la vesícula biliar y que proviene de Sudamérica...

Otra hierba digestiva y tónica también es la ajedrea o satureja que tiene fama de afrodisíaca y de ahí su segundo nombre, aludiendo a los sátiros de la mitología, cuya potencia sexual era legendaria.

Otras infusiones depurativas y digestivas

Daremos unas cuantas referencias de infusiones y bebidas diuréticas y digestivas, bien en frío o caliente:

Té verde con gengibre y limón

En un litro de agua aproximadamente, echar una cucharadita de té verde, una cucharadita de jengibre y unas gotas de limón. Dejar infusionar dos minutos y colar.

Esta infusión es diurética y digestiva.

Agua floral vitaminada

En un litro de agua hervida fría y en reposo echar en una botella y añadir 2 cucharadas de manzanilla, 1 ramita de romero y 2 cucharaditas de flores de lavanda. Retirar y colar al cabo de unas horas e ir bebiendo después de las comidas o como refresco. Es revitalizante y purificante.

Un tónico para músculos y articulaciones

Una bebida que también resulta muy diurética y digestiva, y además efectiva para los músculos y las articulaciones es una infusión a base de zumo de limón, hojas de consuelda y hojas de colas de caballo.

Para preparar una taza se echa en agua hirviendo un chorro de limón y unas hojas (100 g aproximadamente) de consuelda y también de cola de caballo. Dejar infusionar unos veinte minutos, colar y tomar.

Resumiendo:
Poner una ensalada variada para todos en la mesa es una buena costumbre. Algunos la tomarán antes de cualquier otro alimento y otros la preferirán acompañando el plato de carne. Un entrante de verduras es el más deseable en las personas de edad o para los que hacen una dieta de adelgazamiento; estas pueden aliñarse con aceite crudo o con ajos fritos que le añaden su peculiar sabor.
Si hemos preferido tomar legumbres podemos comprar un poco menos de carne, ya que estos alimentos tienen aproximadamente un 10 % de proteínas, pero si preparamos un plato a base de pastas, patatas o arroz, al ser estos más pobres en proteínas, el trozo de carne o pescado debe ser algo mayor.
Un postre a base de fruta fresca nos ofrece principalmente fibra, potasio y vitaminas C y algo de vitamina A. Cuando no se consumen ensaladas o frutas crudas, deben acompañarse el desayuno y alguna de las comidas de zumos de cítricos (naranjas, limones o pomelos). También podrán ser de tomate o el clásico gazpacho andaluz.
Una infusión, un café o un té, pueden poner el punto final de la comida.

Capítulo 4
Meriendas y cenas

Merienda

Tomando el almuerzo entre la una y dos y media del mediodía es casi indispensable, entre 5 y 6 de la tarde, y ahí es cuando a los jóvenes les entra bien otra taza de leche con cacao o malta y un bollo o unas galletas en invierno. Si han comido en el colegio y dudamos de que hayan tomado todo lo que necesitan para su crecimiento y actividad, entonces es preferible darles un *sandwich* con jamón o queso, además de la leche, o bien es preferible un zumo si sabemos que no han comido fruta fresca como postre.

Los mayores en invierno pueden optar por un poco de pan tostado con aceite o unas galletas y leche descremada o té, y en verano una fruta y un yogur, por ejemplo.

Los jóvenes en verano, como están en casa, ya se procuran ellos su merienda y yo soy partidaria de que se les deje tomar lo que les apetece, pues normalmente toman lo que necesitan.

Cena

Los primeros platos o entrantes

Las cenas típicas son con sopas en invierno como primer plato; los caldos ya no se preparan con gallina como en nuestra juventud, que se procuraba fueran «sustanciosos». En la actualidad se les da el sabor con puerros, cebolla, zanahoria, apio... y cuando se pone pollo, muchas personas le quitamos la piel, para evitar las grasas. Luego se pone algo de pasta o un poco de arroz.

Otras sopas con mucho arraigo en nuestra tierra son las «sopas de ajo» que en esencia se preparan friendo unos ajos, rehogando pan (mejor del día anterior) cortado en rebanaditas muy finas en el aceite y añadiendo el agua hirviendo después. Hay a quien le gustan con un poco de pimentón y otros les añaden huevo batido removiendo rápidamente para que cuaje este formando como unos hilos.

Los purés de verduras son ideales para los diabéticos y en las dietas de adelgazamiento, además de que son muy sabrosos al paladar. Una cebolla, cuatro puerros y las verduras del tiempo como calabaza, zanahorias, espinacas, con un poco de aceite nos dan un puré muy rico en hierro por la calabaza y las espinacas. Una variante es la cebolla, los puerros, apio, acelgas, espinacas, judías verdes..., y tendremos un puré verdoso con un sabor muy distinto y también puede cambiarse con una crema de puerros que se prepara rehogando estos troceados en un poco de aceite; se añade el agua y unos trozos de patata para darle un poco de consistencia. Cuando está cocido, se le ponen unas cucharadas de leche descremada en polvo o bien se cuecen con poca agua y se añade leche y con la batidora obtenemos un puré que, como los anteriores, pueden presentarse en la mesa con cuadraditos de pan frito aparte, para que cada cual se ponga de estos la cantidad que crea conveniente.

Hay quien prefiere tomar verduras hervidas, escurridas y con aceite crudo, que son muy sanas y agradables. Además, nos permiten guardar una parte, si nos interesa, en un recipiente tapado, en la nevera y al día siguiente se pueden calentar friendo unos ajos y rehogándolas en ese aceite, o bien con salsa de tomate; así quedan muy buenas, por ejemplo, las judías verdes.

Segundo plato

Como segundo plato es preferible tomar pescado, pues los huevos tienen bastante colesterol y es preferible dejarlos para el desayuno. Precisamente vivimos en un país con mucha costa en el que se encuentran de muy distintas clases, dentro de una gran escala de precios.

Los pescados azules pueden tomarse, aunque se tenga exceso de colesterol en la sangre, pues sus grasas son líquidas —es decir, son aceites— y, en consecuencia, están permitidos.

En cambio, en caso de tener los índices elevados de ácido úrico, es mejor escoger los blancos.

Los lunes, como tradicionalmente nos han enseñado que no hay pescado fresco, puede comerse bacalao o croquetas de bacalao con mucho de este y poca bechamel. En casa lo preparamos con aceite, harina y leche descremada; le añadimos el bacalo, ajo y perejil picados y a todos nos gusta mucho.

También pueden hacerse con un poco de bechamel preparada como he dicho, y mucho pollo picado que previamente se ha asado en la cazuela con un poco de aceite, cebolla, algo de ajo, un tomate y coñac.

Los pescados congelados, desde el punto de vista de proteínas, tienen las mismas que los frescos. Si no se ha roto la cadena del frío pueden ser muy buenos y sabrosos. Hay personas que recomiendan descongelar en leche el que se va a tomar frito. Al horno con aceite, un poco de vino blanco y perejil, también queda muy bueno y la rosada, por ejemplo, con tomate es quizá el modo en que resulta más sabrosa.

Los postres

El postre de fruta cruda o unas manzanas asadas o hervidas para los que tienen problemas de estreñimiento es muy recomendable.

Insisto, si no se han tomado naranjas, conviene acompañar la comida y cena con agua de limón, por la importantísima vitamina C. Esto es imprescindible en los que comen habitualmente manzanas cocidas o asadas en lugar de fruta fresca.

A continuación daremos una buena opción para comer fruta de forma natural y de forma muy apetitosa. Las indicaciones que damos son para una persona o ración.

Naranjas con aceite de oliva y azúcar

Se pela bien una naranja, quitando la parte blanca. Se hacen rodajas finas y se van colocando en un plato.

Se riega muy cuidadosamente con hilos de aceite de oliva y se espolvorea con azúcar.

Este postre constituye una de las mejores formas y nutritivas de comer la naranja, cuando no a todos gusta el sabor cítrico.

Fresas con zumo de naranja

Coger un tazón de fresa, lavarlas bien y quitarles los rabitos. A continuación, partirlas en trozos menudos y rociarlas con zumo natural de naranja. Dejar reposar unos veinte minutos y consumir.

Es conveniente no dejar pasar demasiado tiempo para que no se oxide el zumo de naranja.

Estas dos formas constituyen buenas opciones de tomar zumo de naranja natural.

Capítulo 5
Digestión

Llamamos *digestión* a una serie de procesos físicos y químicos a los que se someten los alimentos, con el fin de transformarlos en sustancias más sencillas, capaces de ser absorbidas por la pared intestinal.

El aparato digestivo y las enzimas

El aparato digestivo consta de un tubo de distinta amplitud en los diferentes órganos que lo componen, que comienza en la boca y a través de la faringe, el esófago, el estómago, el intestino delgado y el intestino grueso, termina en el recto que evacúa los residuos no digeridos, por la abertura al exterior llamada ano. Además de ese tubo que conforma distintos órganos, las glándulas salivales, el hígado y el páncreas forman también parte del aparato digestivo, aunque estas dos vísceras atienden además a otras funciones del cuerpo humano.

La comida la introducimos en la boca que es una cavidad en la que vierten las glándulas salivales, las cuales segregan un líquido acuoso que contiene una sustancia mucosa y una enzima llamada «amilasa» que comienza —si se mastica suficientemente— la digestión de los almidones de los alimentos feculentos.

La denominación de las enzimas por regla general está formada por la terminación genérica «asa» y un prefijo específico que hace referencia al sustrato sobre el que va a actuar. Por tanto, la maltasa y la lactasa actúan sobre la maltosa y la lactosa; las lipasas son enzimas que digieren las grasas, y se denominan proteasas, las distintas enzimas que intervienen en la digestión de las proteínas. Antiguamente, a las sustancias que permiten la transformación de los alimentos en sustancias asimilables se les denominaba *fermentos digestivos* y en el caso de las proteasas todavía se conservan las denominaciones de pepsina a la que se fabrica en el estómago, tripsina a la que se forma en el páncreas, pero que actúa en el intestino, etc.

Debo advertir que *todas* las enzimas son a su vez proteínas y, en consecuencia, no se pueden formar en la medida debida, si la alimentación no nos provee de estos alimentos. Por ello los vegetarianos que solo comen verduras y frutas, entre otros muchísimos trastornos, tienen unas dificultades tremendas para hacer la digestión. Conocí una madre y una hija —de unos veintitantos años— que vivían de verduras y frutas únicamente, porque alguien les había dicho que eso era lo más sano y porque ellas tenían una filosofía que les inducía a alimentarse de ese modo. Estaban llenas de morados, sin memoria, les dolía todo el cuerpo, tenían los ojos rojos...; a simple vista su aspecto físico era lamentable. Cuando les recomendaba que enriquecieran su dieta con alimentos proteicos me respondían que no los digerían.

En la última época que yo vi a la madre me explicaba que su hija (que era la que había llevado la alimentación vegeta*l*iana más estricta, se denomina así, con *l* a la que solo recomienda frutas y verduras) se encontraba en cama y solo le compraba botellas de zumos de frutas, pues decía que era lo único que podía tomar.

Después dejé de verlas, de modo que no sé cuál fue su fin como consecuencia de haber obedecido a la filosofía que la chica me explicaba y además intentaba convencerme de su bondad. Al principio de mi trato con ellas, la hija trabajaba en una empresa tipo gestoría que realizaba además compras y ventas de pisos. En un año fui apreciando cómo se transformaba en un ser sin memoria, sin vida, llena de dolores y problemas.

Intento con todo lo que les he explicado que saquen conclusiones por sí mismos y que vean que como consecuencia de la experiencia así como de los casos que hemos visto a lo largo de los años, sabemos que para que podamos formar las enzimas digestivas hemos de comer o consumir proteínas.

La boca

Volviendo a la boca, en esta cavidad tenemos implantadas las piezas dentarias que constan arriba y abajo de incisivos, que utilizamos para cortar en porciones el alimento, de caninos o colmillos que sirven para desgarrar las carnes y en molares que trituran y aplastan los bocados que tomamos. Este trabajo se ayuda con los movimientos de la lengua que a la vez sirven para ir mezclando íntimamente los alimentos con la saliva. Una vez fabricado el «bolo alimenticio», lo conducimos voluntariamente hacia la faringe, y el acto de tragar el mismo es fácil, ya que la saliva lo ha reblandecido y el moco de la misma facilita su paso hacia el esófago en el acto de la «deglución».

El esófago

El esófago es un tubo de unos 30 cm de largo y el grosor del pulgar; su pared está formada por pliegues y posee una membrana mucosa rodeada de músculos que automáticamente impulsan el alimento hacia abajo por lo que el «bolo» solo tarda 5 o 6 segundos en atravesar el esófago.

Justo debajo del diafragma, este tubo esofágico desemboca en el estómago a través de su abertura superior llamada cardias. El estómago tiene, cuando está lleno, la forma de fuelle de gaita, con una capacidad de 1,5 litros aproximadamente, aunque el volumen se adapta a la cantidad de su contenido. La mucosa interna de este órgano está dispuesta en pliegues y por fuera existen tres capas de músculo liso. Los músculos lisos suelen tener color claro como ocurre en este órgano, los intestinos y la vejiga.

El estómago

Los alimentos permanecen de dos a cuatro horas en el estómago y allí son sometidos a la acción del jugo gástrico que contiene ácido clorhídrico que es muy ácido, y enzimas como la pepsina que comienza la digestión de las proteínas y una lipasa que comienza a desdoblar las grasas. El jugo gástrico es un líquido acuoso que, cuando se mezcla con los alimentos, los transforma —ayudado del peristaltismo estomacal o movimientos de este órgano— en una papilla ácida llamada *quimo* que a través del píloro va penetrando en la parte superior del intestino delgado, que es el duodeno.

El intestino delgado

En el intestino delgado el proceso digestivo es mucho más intenso, ya que en el duodeno se vierte la *bilis* que ha fabricado el hígado y el *jugo pancreático* que se formó en el páncreas. Este último es alcalino y así se va neutralizando la papilla procedente del estómago. En la misma pared intestinal se forman también otras enzimas digestivas, por lo que la parte química de la digestión se hace fundamentalmente en el intestino delgado.

La bilis, además de ácidos y sales biliares, contiene colesterina y lecitina. Precisamente esta última es el compuesto que actúa de emulsionante de las grasas, manteniéndolas dispersas en partículas finísimas, facilitando de ese modo la acción de la lipasa, que es la enzima segregada por el páncreas que permite su digestión. Esa acción de la lecitina de la bilis sobre las grasas también permite que la colesterina se mantenga disgregada en el jugo biliar y sabemos con certeza que cuando la relación lecitina/colesterina baja, esta última precipita, originando cálculos en la vesícula; es decir, un déficit de lecitina en el organismo conduce a la formación de cálculos biliares y también a problemas en la digestión de grasas por falta de emulsionante, ya que cuando estos alimentos forman partículas gruesas o gotas grandes, son difíciles de atacar por las enzimas que las digieren.

El jugo pancreático como la bilis es un líquido acuoso que además de amilasa y lipasa, aporta trip-sinógeno que en el intestino se transforma en «tripsina» y esta es una de las enzimas que intervienen en la digestión de las proteínas.

El intestino delgado también segrega fermentos digestivos y en él tiene lugar la absorción de los nutrientes como la glucosa, los aminoácidos, vitaminas y minerales. Asimismo, en el intestino delgado tiene lugar la absorción de los productos de la digestión de las grasas, pero hay que advertir que estas se recomponen en la pared intestinal, siendo absorbidas por los vasos quilíferos, que las conducen al sistema linfático y a través del llamado canal torácico, se vierten en la sangre en la vena subclavia izquierda. Es decir, las grasas, inmediatamente después de su absorción, siguen un camino distinto de la glucosa y los aminoácidos, pero luego acaban encontrándose todos los nutrientes en la sangre y en el hígado, que es como una gran fábrica de productos químicos del cuerpo humano que debe desempeñar una enorme cantidad de funciones de transformación y eliminación de sustancias perjudiciales al organismo, almacenamiento de otras, etc. Pero nos vamos a fijar en un hecho muy importante: en la sangre tenemos aminoácidos y glucosa, que proceden de la digestión de las proteínas y de los almidones. Y he dicho un párrafo más arriba que a la sangre llegan grasas procedentes del canal torácico del sistema linfático; ello es debido a que se reconstituyen en gran parte en la pared intestinal, insisto. Entonces sucede un hecho importantísimo y es que si hemos comido grasas saturadas, que en su aspecto físico se nos muestran como sólidas, en la sangre tenemos grasas sólidas o pastosas y si hemos tomado aceites, en la sangre tenemos aceites, que al ser líquidos, circulan muchísimo mejor.

Es cierto que existen unas proteínas transportadoras de grasas, para que estas no se agrupen y formen grandes partículas de lípidos; pero, si no hay suficientes, las grasas formarán primero una especie de grumos en la sangre constituidos por la unión de varias moléculas, que se trasladarán con dificultad a las células donde deben ser quemadas o almacenadas.

Aquí hay que insistir de nuevo en la acción de la lecitina como agente emulsionante, es decir, disgregados de las agrupaciones grasientas. La lecitina tiene capacidad para unirse a las grasas molécula a molécula ya que tiene una parte de la molécula *lipófila* que es mixcible con las grasas y la otra parte de la molécula es fuertemente *hidrófila*, es decir, tiene atracción por el agua. Gracias a este modo de actuación de la lecitina podemos mantener las grasas dispersas en el suero sanguíneo y así conducir las moléculas de una en una a las células donde serán metabolizadas.

¿Y si se tiene poca lecitina en la sangre? Entonces las grasas tienden a agruparse entre sí y cuando encuentran una arteria con la pared interior deteriorada se depositan precisamente en el sitio donde se ha producido la lesión, formando unos temibles ateromas que irán creciendo a expensas de nuevos depósitos de grasas y colesterol, disminuyendo la luz de los vasos sanguíneos y originando problemas circulatorios.

Volviendo a la absorción de los nutrientes, esta cesa cuando a través de la válvula ileocecal pasan los residuos, que no han podido ser digeridos o absorbidos, al intestino grueso. En él continúa la absorción de agua y de algunos minerales y al final las heces son una mezcla de residuos con celulosa, bacterias muertas y vivas, células procedentes de la descamación del tubo digestivo, sales y agua. La coloración se debe a los pigmentos biliares y cuando la dieta es muy rica en hierro, las heces son más oscuras. Como la sangre es muy rica en este mineral, una pérdida de sangre en el estómago o en el intestino delgado, puede conducir a la formación de unas deposiciones casi negras.

Capítulo 6

Desequilibrios más frecuentemente observados en la alimentación de nuestro país

Hasta hace unos años era frecuente el exceso de alimentos energéticos (grasas e hidratos de carbono) y además un mal reparto de las calorías, ingeridas a lo largo del día.

Se hacía un desayuno ligerísimo en ocasiones e inadecuado en otras, porque —sobre todo en la ciudad— no incluía proteínas ni vitamina C y se basaba, fundamentalmente, en la toma de un café con una pasta, bollos o churros..., que no es malo, pero es incompleto. Hay que acostumbrarse a añadir vitamina C con naranjas, limones o sus zumos y proteínas, en la primera comida del día.

Hoy en día, y más en aquellos que se cuidan, los desequilibrios más frecuentes de la dieta son precisamente deficiencias.

En efecto, en primer lugar, somos muchísimas las personas que ingerimos una cantidad limitada de calorías. Ello es deseable, y con esta finalidad no nos «hinchamos» de comida. Aquellas frases de «Me puse morado de tal cosa...» o «Comí hasta hartarme...» ya no se pronuncian por personas adultas. Es más, lo corriente es que la mayoría de los que son un poco cuidadosos de su salud, se levantan de la mesa con apetito. Esta disminución de la ración alimenticia trae como consecuencia una disminución de las vitaminas y los minerales que nos aportan los alimentos.

Pero hay más, y ello precisamente es la causa de los mayores desequilibrios negativos que conducen a las deficiencias más corrientes en la alimentación de muchísimas personas. Cada vez comemos menos chocolate, porque engorda, porque tiene triglicéridos —la manteca de cacao—, porque perjudica al hígado, porque a algunos les produce alergia, porque agrava los hemorroides..., también menos almendras y gambas... y el resultado es que hay un 80% de la población que toma menos magnesio del «recomendado en la dieta, y que muchas de ellas apenas alcanzan a ingerir el 50 % del necesario cada día.

Curiosamente, estos estudios no son conocidos por muchos de los médicos españoles que se dedican a nutrición y sin embargo se han realizado en Francia, EE.UU, Suecia, Canadá, Finlandia, Alemania, Hungría, Rusia..., a lo largo de los años 70 y los 80. El auge y la extensión que han alcanzado los trabajos sobre el magnesio y la deficiencia de este elemento en la dieta actual son tan llamativos que me extraña sobremanera que, siendo tan amplios y generalizados, en España algunos «expertos» no se hayan enterado y se empecinen en decir que «con una dieta equilibrada están cubiertas las necesidades diarias de este mineral».

Pero si no tomamos una dieta equilibrada, si es mucho más escasa que la de nuestras abuelas, si hemos cogido miedo —y con razón— a muchos alimentos que antes se consumían habitualmente, estas diferencias entre lo que comemos con lo que se había consumido siempre, originan unas deficiencias en relación a los minerales y vitaminas que contienen los alimentos que hemos apartado o disminuido de nuestra dieta.

En relación con el fósforo, el que sepa algo de abonado dirá: ¿Cómo va a faltar este elemento, si es uno de los llamados «tres grandes» del abonado y se incluye siempre en las formulaciones de los fertilizantes? Pues falta, y falta precisamente a las personas que lo necesitamos en gran cantidad, porque realizamos un trabajo mental.

En efecto, los alimentos más ricos en fósforo son el cacao, las almendras, el hígado, riñon, los sesos, los huevos, ciertos moluscos y crustáceos..., es decir, los que recomendamos que no se coman frecuentemente cuando se hace trabajo sedentario y en los problemas metabólicos como gota, exceso de triglicéridos y colesterol, diabetes, etc.

Por ello, para subsanar esta subcarencia, en todo el mundo se está recomendando la lecitina de soja.

Se da la circunstancia de que los alimentos corrientemente prohibidos son también los que contienen más abundantemente las vitaminas del complejo B, en particular el hígado. De ahí la utilización tan generalizada de la levadura de cerveza, para evitar sus posibles deficiencias. Tan corriente es su uso, como complemento vitamínico, que ya se presenta en forma de comprimidos que resultan muy fáciles de tomar.

La otra carencia muy frecuente en los que hacen habitualmente una dieta con restricción de grasas animales, es la de las vitaminas A y D que es muy fácil de solventar tomando el sol (con moderación) para la vitamina D y comiendo zanahoria o polen, en relación con la vitamina A. O bien se pueden tomar ambas juntas en el aceite de hígado de bacalao, que ahora pueden encontrar en perlas, con lo que se evita su mal sabor, pero este tiene mayor cantidad de D que de A.

Estas subcarencias, la de magnesio, fósforo, vitaminas del complejo B y las A y D se han generalizado precisamente al intentar «equilibrar» la dieta en relación con el gasto energético y los problemas de la persona.

Por eso me resulta gracioso, pero a la vez me produce tristeza, cuando escucho a los que primero recomiendan que se tomen menos calorías y también que se eviten determinados alimentos y a continuación sueltan aquello de que «con una alimentación equilibrada» no falta magnesio, ni sirve de nada tomar lecitina o levaduras y lo dicen, porque lo he oído, y siguen repitiéndolo.

Otra carencia y muy conocida, entre las personas que habitan lugares formados por terrenos magmáticos (granitos sienitas, pórfidos...) que por estar lejanos o mal comunicados con el mar, no comen habitualmente pescado. Esto puede solucionarse incluyendo en la dieta diariamente este alimento —ahora es más fácil con los congelados—, o bien tomando unos comprimidos de algas.

Ocurre todo esto, y a la vez, en estos momentos hay un problema de obesidad que alcanza a los niños y jóvenes que no hacen deporte, ya que la diversión que mas les gusta es usar las maquinitas y los teléfonos que tienen entretenimientos con lo que se ha cambiado el jugar en la calle o los parques por estar sentados. Esto ya está trayendo consecuencias que se deben avisar, y además agravado por el consumo de bollería industrial que ha sustituido al bocadillo de tortilla, jamón o queso que no provee de proteína y en muchos casos está fabricada con las grasas hidrogenadas «trans», perjudiciales para nuestra salud.

Capítulo 7
Circulación de la sangre

El vehículo de los nutrientes que hemos obtenido de los alimentos es la sangre y por ello la consecución por parte de las células de los aminoácidos, fósforo, magnesio, potasio, calcio, etc., depende en primer lugar de que la dieta provea de los mismos, pero después, de que el sistema circulatorio permita la llegada de los nutrientes al cerebro y también al resto del organismo.

El sistema circulatorio está formado por una bomba que es el corazón —el cual a su vez debe estar bien irrigado para que funcione correctamente— y los vasos sanguíneos; denominamos arterias a aquellos por los que sale la sangre de ese órgano y venas a los que la devuelven al mismo.

El corazón consta de dos mitades absolutamente separadas entre sí por un tabique que no permite que se mezclen la sangre de la parte derecha con la de la izquierda. En cada lado hay dos cavidades llamadas aurículas, las de la zona superior y ventrículos las cavidades de la zona inferior. Cada aurícula se comunica con el correspondiente ventrículo por una válvula que permite el paso de la sangre desde la aurícula al ventrículo, pero impide su retroceso.

La arteria llamada *aorta* sale del ventrículo izquierdo y lleva la sangre que va a irrigar todos los tejidos del cuerpo, dividiéndose en arterias cuyo diámetro es cada vez menor, arteriolas y capilares, que son vasos finísimos, del grosor de un cabello a lo que alude su nombre. Estas arterias van repartiendo los nutrientes a las células —glucosa, grasas, aminoácidos, vitaminas y minerales— y también oxígeno, que es imprescindible para el metabolismo celular.

Llamamos *metabolismo* a las reacciones químicas que tienen lugar en un organismo. Al metabolismo constructivo, como el que forma y repara tejidos y fabrica neurotransmisores, etc., lo llamamos anabolismo y se da el nombre de catabolismo al que destruye, como en el caso de las combustiones de los azúcares y grasas; por ello en el catabolismo se consume mucho oxígeno.

La célula nerviosa, como cualquier otra, para la formación de las sustancias que necesita en su trabajo, debe recibir todos los nutrientes que exige su funcionamiento y los minerales que le permiten crear una diferencia de potencial eléctrico con el medio que le rodea. Por ello es importantísimo mantener en buen estado el sistema circulatorio.

Partes importantes del corazón humano

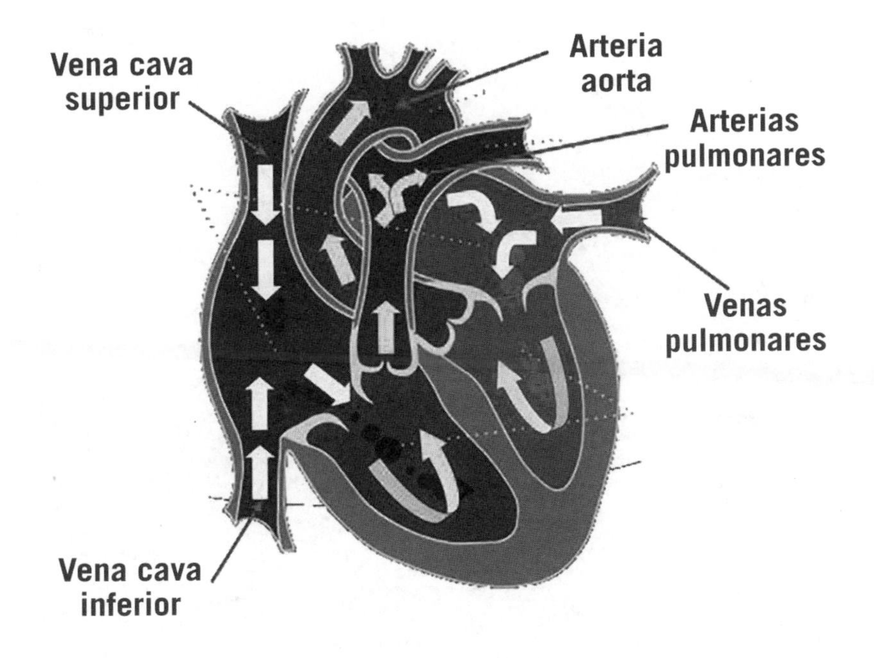

Capítulo 8

Grasas y ateromas

Insistimos en que para el buen funcionamiento del cerebro y del sistema nervioso central (SNC) en general es preciso un buen riego sanguíneo, lo cual se consigue teniendo las arterias flexibles y sin obstrucciones ni estrechamientos, por lo que es de vital importancia alimentarse de modo que no se formen forros grasientos o ateromas en los vasos.

Durante la guerra del Vietnam pudo observarse en soldados muertos que muchos hombres jóvenes ya tenían las arterias parcialmente obstruidas por depósitos de lípidos (grasas y colesterol) y ello era consecuencia directa de que la alimentación de aquellos muchachos era excesivamente rica en alimentos energéticos.

Como consecuencia de aquellas observaciones y extensísimos estudios sobre el tema, se recomendó a los norteamericanos que consumían menos azúcares y alimentos que contienen mucho colesterol, y que fueran cambiando las grasas sólidas por aceites para consumir y cocinar los alimentos.

Incluso en el pan, a partir de cierta edad y sobre todo si se hace trabajo sedentario, aconsejo a quienes quieran hacerme caso que pongan aceite en lugar de mantequilla o margarinas. La costumbre que por regla general se tiene en pueblos y regiones de la costa, además de la campiña o la montaña, del pan con aceite, además de hacerlo así muy sabroso, está más indicada desde el punto de vista dietético en los que hacemos poco ejercicio físico.

Repasen en el capítulo de la digestión lo que indico referente a la recomposición de las grasas en la pared intestinal después de haber sido digeridas, y recuerden que en consecuencia, si han comido grasas saturadas (que son las sólidas o pastosas), tendrán grasas saturadas circulando por sus arterias y al contrario, si han tomado grasas insaturadas (aceites), tendrán grasas líquidas en sus vasos sanguíneos, que por ello circulan mejor. Cuanto más rico en ácidos poliinsaturados es un aceite, más fluido es este y como las grasas y aceites son mixcibles entre sí suelen recomendarse los muy poliinsaturados, para lograr una limpieza por «disolución» de los ateromas con aceites, que en otros países a veces se recomiendan tomar «a la brava» es decir, tragándose una cucharada de aceite de maíz, girasol o pepita de uva en el desayuno, y que yo encuentro que resulta mucho más práctico de tomar y agradable para el paladar ponerlo en el pan de la mañana.

Mucho más eficaz con este objeto es tomar lecitina de soja y les explicaré por qué. Una grasa es una molécula que se ha forrado por esterificación de los tres grupos alcohólicos de la glicerina o glicerol, por tres moléculas de ácidos grasos e insisto, si son saturados las grasas son consistentes y si son insaturados son líquidas y las llamamos aceites. La lecitina se ha formado también por esterificación de los grupos alcohólicos de la glicerina pero solo dos por ácidos grasos, que en el caso de la soja son el oleico y linoleico fundamentalmente.

El tercer grupo —OH, ha reaccionado con el ácido fosfórico y como este grupo fosfato, tiene tres hidrógenos sustituibles, con otro se ha unido a la colina que es un aminoalcohol, precursor de un neurotransmisor llamado acetilcolina.

Es decir, la lecitina es como un aceite a medio acabar; tiene dos «colas» formadas por dos ácidos grasos que son mixcibles con las grasas y por la otra parte de la molécula, es fosfato de colina y tanto el grupo fosfato como la colina tienden a disolverse en el agua. La cualidad de este compuesto, de ser lipófilo e hidrófilo a la vez, permite que la lecitina se enganche —por decirlo así— con una molécula de grasa de un grumo de la sangre o de un ateroma y el grupo fosfato y la colina, y sea conducida en el suero sanguíneo a las células donde se metabolizará.

En relación con el celesterol, el resultado es el mismo, aunque el mecanismo del transporte del colesterol por la lecitina en la sangre varíe ligeramente. El colesterol es una molécula formada por tres anillos hexagonales y uno pentagonal, al que se une una cadena lateral abierta. En uno de los anillos hexagonales hay un grupo alcohólico, y de ahí la terminación en «ol» del colesterol libre. Para que el colesterol sea «atrapado» por las lipoproteínas y lo conduzcan por la sangre, evitando su depósito, debe estar esterificado y existe una enzima llamada lecitin —colesterol-acil— transferasa o LCAT que permite la fijación del ácido graso en posición 2 de la lecitina en el grupo OH del colesterol, transformándolo en colesterina, que es el modo en que esta es atrapada por unas proteínas específicas que lo conducirán a los tejidos en los que dará origen a ciertas hormonas sexuales, mientras que otras lo conducen al hígado donde será eliminado, si hay excedente, a través de la bilis.

¿Qué alimentos son ricos en lecitina?

Los sesos y las yemas de huevo. Pero ya hemos dicho que estos precisamente contienen muchas grasas, colesterol y purinas por lo que están prohibidos en la dieta de las personas que tienen exceso de ácido úrico y de lípidos en la sangre. Ahora tenemos la suerte de que en el mundo se consume mucho aceite de soja y cuando se obtiene este, junto con el mismo, sale la lecitina que abunda en las paredes celulares de la semilla. La lecitina se separa del aceite y enseguida se observó que era un emulsionante ideal para mantener dispersas las grasas de los productos de belleza, en las cremas de los bombones, de los helados, la manteca de cacao en los chocolates... y al fin se ha convertido en lo que pudiéramos llamar una de las *vedettes* de la Dietética, ya que la lecitina facilita la digestión de las grasas, las mantiene dispersas en la sangre, emulsiona las de los ateromas, contribuyendo de modo muy eficaz a la limpieza interna de las arterias. Además, es el mejor alimento fosforado que existe y redondeando sus cualidades está la de que también nos provee de colina, que es una sustancia a partir de la cual fabricamos el neurotransmisor llamado acetilcolina.

La lecitina por tanto se recomienda a los que tienen problemas hepáticos o trastornos de la vesícula. Para la circulación de la sangre, como disolvente de los ateromas y depósitos de lípidos ya formados. Mejora la memoria; también por su riqueza en fósforo se da o los estudiantes y personas que realizan trabajo mental. Está indicada en la fijación del calcio por los huesos y en la reparación de tejidos, pues el fósforo es indispensable en la formación de proteínas y por tanto del colágeno de los cartílagos y la matriz orgánica de los huesos. También los deportistas necesitan mucho fósforo para formar ATP o adenosín-trifosfato que consumen los músculos junto con calcio para contraerse y con magnesio para relajarse; es decir, el fósforo se necesita tanto en la contracción como en la relajación muscular, actuando en el primer trabajo junto con el calcio y para que el músculo vuelva a su estado inicial se utiliza junto al magnesio.

Ya en la primera parte de este libro hemos explicado cómo también el fósforo es indispensable en la repolarización de las neuronas, es decir, para crear de nuevo la diferencia de potencial eléctrico que debe existir entre las células nerviosas y el medio que las baña, que es el líquido cefalorraquídeo. La consecuencia que se deduce de estas consideraciones es que la lecitina de soja, que recomendamos para mejorar la circulación de la sangre, nos ofrece tantas ventajas que algunas personas le han dado junto con el magnesio el calificativo de «alimentos milagro».

Capítulo 9

Circulación y calcificación de los vasos sanguíneos

Cada vez es más frecuente encontrarnos con pacientes que tienen una acentuada arteriosclerosis y nunca han tenido excesos de colesterol ni de triglicéridos. Entonces, ¿cuál es la causa de su problema? Una calcificación de los vasos, que además puede verse perfectamente en las radiografías que se les hayan podido tomar por otros problemas, como dolores de espalda o de cualquier otra articulación.

En efecto, lo que nos muestran las placas radiográficas son los tejidos en los que hay calcio fijado y en muchas personas podemos apreciar que los pulmones, riñones e intestinos están muy calcificados, llegando a ver los grandes vasos como la arteria aorta perfectamente definidos, cuando normalmente en una persona con salud, en la radiografía solamente deben apreciarse bien los huesos. Paradójicamente, estos pacientes en cuyas placas incluso se puede notar la silueta del cuello, brazos, muslos y piernas, en los huesos presentan una descalcificación muy llamativa, con un aplastamiento más o menos acusado de las vértebras y una gran disminución del grosor de los cartílagos. O sea, se han producido dos graves trastornos, al menos, a la vez; junto con una visible descalcificación ósea u osteoporosis se da una notable calcificación, no deseable, de las arterias, pulmones, riñones y tejidos blandos en general, hasta el punto de hacerse visibles todos ellos en las radiografías como consecuencia de su contenido en sales cálcicas.

Este proceso conduce a la arteriosclerosis en personas relativamente jóvenes y en principio resultaba inexplicable que individuos de cincuenta, cuarenta e incluso treinta años, comenzaban con «despistes», fallos en la memoria, pérdida de visión, de audición y, muy notablemente, de viveza intelectual.

Este problema está íntimamente ligado en la mayoría de los casos con la deficiencia del magnesio, que impide la formación de colágeno en la medida necesaria, al exceso de calcio que toman muchas personas y a la falta de vitamina D necesaria para fijar el calcio en los huesos, en las personas que no toman grasas animales.

Hay países como Francia, Alemania, Finlandia y Canadá, en los que es prácticamente de todos conocida la disminución de la cantidad de magnesio en la alimentación moderna. En la actualidad este tema también se está estudiando muchísimo en Norteamérica y con un equipo editorial formado en gran parte por norteamericanos y algunos europeos se publica la revista titulada *Magnesium*, de la editorial Karger.

En estos estudios se ha demostrado que en esos países la dieta actual es pobre en este elemento, debido en gran parte a que el abonado que se recomienda por lo general no aporta magnesio a los terrenos de cultivo. También debe tenerse en cuenta que los alimentos más ricos en este mineral de la alimentación occidental son el cacao, las almendras junto con ciertos crustáceos y todos sabemos que por problemas de hígado, de obesidad o de exceso de lípidos en la sangre o por prevención simplemente, cada vez comemos menos chocolate, almendras y mariscos.

En las personas que tienen un gran gasto mental, sea por su trabajo, estudios o simplemente porque sufren, aparece lo que llamamos un «déficit secundario» que se agrava con los problemas que les origina la carencia del mismo y que al agravarse, ocasiona un déficit mayor.

Una persona que se despierta cansada, o que tiene calambres por las mañanas, que se fatiga con facilidad, que tiene tendencia a tener migrañas, espasmos intestinales o de vesícula biliar, que tiene uñas frágiles o artrosis y descalcificación, presenta síntomas de carencia de magnesio.

Otros síntomas son labilidad emocional, tendencia a llorar sin saber por qué, agotamiento mental, taquicardias, extrasístoles, dolores en la región precordial, lipotimias..., o sea, los problemas que presentan los llamados «falsos cardíacos». También la aparición de cristales de oxalato cálcico en la orina o formación de piedras de este compuesto junto con fosfato cálcico en los riñones, normalmente se deben a un déficit severo de magnesio.

Las personas con una subcarencia de este mineral unos u otros síntomas, que dependen de la naturaleza del individuo.

Para cubrir el déficit de magnesio, con el que contienen alimentos corrientes, tendríamos que tomar casi medio kilo de chocolate negro al día, o 1/4 de kilo más unos 100 g de almendras, ya que la cantidad apreciada que falta en la alimentación actual está evaluada entre 250 y 300 mg diarios.

Como no podemos recomendar el tomar esas absurdas cantidades diarias de chocolate y almendras, recomendamos añadir a la dieta entre dos o tres gramos diarios de un compuesto magnésico que puede ser cloruro, carbonato, o lactato.

Otros factores que pueden influir en la calcificación de las arterias son la falta de vitaminas C y D, de proteínas y de fósforo.

La calcificación de los vasos es un trastorno reversible con una dieta adecuada y manteniendo en el suero sanguíneo una concentración de ion Mg^{++} de 2,4 mg por cien, o 24 mg por mil. El margen admitido en la concentración es de 0,2 o 2 mg respectivamente.

En el momento actual se sabe que en las personas que tienen el sistema HLA-Bw35, sus necesidades están acrecentadas y necesitan suplementos de unos 700 mg/día de magnesio.

Asimismo, en Estados Unidos se han estudiado las estadísticas de muerte por problemas cardiovasculares y estas muestran que fallecen más personas por este tipo de problemas en la costa Este que en el Oeste, cuyos suelos de origen volcánico son mas ricos en magnesio.

Recomendaciones básicas para evitar la calcificación

- Mantener una circulación sanguínea óptima.
- Favorecer una alimentación libre de grasas y aceites que provocan cifras o índices de colesterol alto.
- Proteger la pared interna de los vasos, consumiendo ácidos grasos Omega3.
- Consumir alimentos como:

  — Pescado (arenque, caballa, etc.).
  — Legumbres.
  — Frutos secos.

Además de: aceite de oliva, semillas de lino, ajo, en forma natural o en cápsulas.

- Evitar tabaquismo.
- Combatir el sedentarismo con ejercicio físico.

Capítulo 10
Circulación y espasmos vasculares

Este capítulo entra de lleno en los temas ya muy estudiados del déficit magnésico y problemas cardiovasculares.

Los espasmos se producen porque el potasio no entra en las fibras musculares después de que se han contraído y las bombas que sacan el calcio desde el interior celular hacia el suero, tampoco funcionan correctamente.

El transporte activo a través de membranas utiliza la energía del ATP y en estas llamadas bombas sodio-potasio y de transporte del calcio, para que este dador de energía actúe, se necesitan unas determinadas concentraciones de ion Mg^{++}. El sistema que introduce un ion K^+ (potasio), sacando a la vez un ion Na^+ (sodio), se llama «bomba neutra acoplada» porque saca un ion monovalente, pero introduce otro con la misma carga en el interior celular, ahora se sabe que mete $2K^+$ y saca $3Na^+$.

La que saca iones Ca^{++} hacia el suero, se denomina *bomba electrogénica*, ya que es la que genera la diferencia de potencial eléctrico que oscila entre los 60 y 100 milivoltios en las neuronas y también en las fibras musculares.

Muy recientemente hemos sabido que la bomba sodio-potasio, introduce dos iones K^+ y saca tres Na^+, por lo que la misma también contribuye a crear la diferencia de potencial eléctrico negativa en el interior de la célula.

Cuando estas bombas, sea por falta de fósforo o de magnesio, no funcionan, no se regenera el potencial de membrana y comienzan los problemas. Si se toman diuréticos fuertes, puede provocarse una gran pérdida de potasio y entonces los espasmos provienen además por la falta de este catión. Pero normalmente la deficiencia de este mineral en el interior celular o *hipokalidemia*, salvo en el caso citado, suele ser secundaria. Es decir, aunque hay suficiente potasio en la sangre, no puede entrar en las células porque no funcionan los sistemas de transporte activo a través de membranas y se llaman *hipokalidemias secundarias* o *magnesiode-pendientes*.

Estos trastornos del potencial de membrana se traducen en dolores en la región precordial, o dicho vulgarmente, duele junto al corazón, o se padecen extrasístoles, taquicardias, arritmias y algunos tipos de migrañas.

Entre otras muchas publicaciones resaltaré una, la revista *Magnesium* aparecida el 4-IV-1985. Hay un trabajo de Burton M. Altura que a mí me resultó determinante, y que no puedo dejar de mencionar, en el que relacionan las migrañas de muchas personas con el déficit de magnesio y explica que en ciertas áreas de África y Japón en las que la tasa de Mg^{++} en la dieta es alta, la incidencia de migrañas está entre las más bajas del mundo.

(Les recomiendo a los estudiosos del tema la adquisición de todos los números, al menos desde el que corresponde al 1/3 y 6/82, hasta los más actuales.)

Deterioro de las paredes arteriales

En 1984 se publicó en España una Bioquímica cuyos autores son Jungermann y Mohler y en ella se explica que los procesos que conducen a la arteriesclerosis que están mejor estudiados, son los casos de desprendimiento o lesión en las células endoteliales; es decir, en la delicada membrana de la íntima o túnica interna, que está en contacto con la sangre.

Una arteria desde fuera a dentro consta de tres capas: la externa o adventicia, la media y la íntima. En todas ellas hay fibras elásticas y de colágeno y la íntima está recubierta de un finísimo tejido endotelial, que es el que está en contacto con la sangre. Parece que las células de esta capa ocupan una posición clave en el proceso de la arteriosclerosis y en la actualidad se acepta que una lesión o desprendimiento de la misma, es condición necesaria para que se produzca el problema.

En situación de deterioro del endotelio, el tejido conjuntivo se pone en contacto con los componentes de la sangre y los claros producidos en las células desprendidas se cubren con plaquetas o trombocitos en cuestión de minutos o segundos, según la velocidad de circulación. Las plaquetas adheridas segregan sustancias que son responsables de que se les vayan sumando otras con lo que se forman trombos fijados a la pared arterial.

Normalmente, los pequeños defectos del endotelio sanan en pocos días y el trombo plaquetario es transportado o fagocitado por los leucocitos.

Pero en casos de lesión masiva o crónica, como se cree que ocurre en el caso de la arteriesclerosis, la regeneración del endotelio es más difícil y lenta.

No olvidemos nunca que todos los tejidos del organismo están formados por proteínas y que para la formación de las mismas, en todos los seres vivos, se necesitan aminoácidos (que provienen de las proteínas que tomamos), ATP y GTP (que se fabrican con el fósforo) y magnesio. Por ello, las dietas a base únicamente de verduras y frutas son peligrosísimas en teoría y yo lo he visto en la práctica en aquella madre e hija que citaba en otros capítulos.

En las personas con un deterioro crónico en los vasos, los coágulos plaquetarios de las paredes arteriales son como los obstáculos que van creciendo en los ríos; es decir, es donde van a parar otras sustancias sólidas arrastradas por la sangre y así van aumentando de tamaño los ateromas, que con el tiempo se componen de triglicéridos, colesterol, ácidos grasos y lipoproteínas que se han depositado sobre los primitivos trombos formados en la agregación de plaquetas.

Los ácidos grasos libres que se encuentran en esos indeseables forros arteriales reaccionan con los iones Calcio que siempre hay en la sangre, formando unas sales duras, quedando los vasos al cabo de un tiempo, con la luz estrechada y además endurecidos por los depósitos de sales cálcicas.

Dense cuenta de la importancia que tiene una alimentación correcta en la prevención de la arterioesclerosis.

Circulación e hipertensión

En la hipertensión se produce un aumento de la presión sanguínea debido a un estrechamiento de los vasos. Este problema puede tener distintas causas como son enfermedades renales, tensión emocional, tabaquismo y la clasificada como *hipertensión esencial*, que ahora se está estudiando muchísimo en EE.UU, Alemania y Francia y se ha llegado a la conclusión de que en la mayoría de los casos está relacionada con el extendidísimo problema del déficit de magnesio.

Los enfermos del riñón deben ponerse absolutamente en manos del médico, que les tratará su problema renal y normalmente, les prohibirá la sal común, el bicarbonato, los glutamatos..., es decir, los compuestos de sodio. De hecho, la vulgarmente llamada *dieta sin sal* debería denominarse *dieta hiposódica*, es decir, con poco sodio, pues este es el catión, que cuando no se regula bien su concentración en los medios biológicos produce hipertensión.

La nicotina del tabaco es vasoconstrictora, por ello a los hipertensos, junto a la recomendación de que no tomen sal, se une la de que dejen el tabaco, en caso de ser fumadores. Es del dominio público que el hipertenso debe dejar de fumar y en muchos casos, por lo que veo, suele ser la recomendación más difícil de seguir a no ser que se haya tenido un gran susto ocasionado por el corazón.

El tan traído y llevado estrés también constituye otra causa de estrechamientos vasculares. Vivimos en un mundo de cambios vertiginosos y nuestros medios de acomodación a los mismos a veces no son tan rápidos o adecuados a los nuevos modos de vida o trabajo; ello conduce a que muchísimas personas estén con una tensión emocional permanente.

El e*strés*, por sí mismo, es uno de los factores que conduce al llamado déficit secundario de magnesio y también conduce a un gasto mayor de fósforo. Es muy importante procurar que no falten estos dos alimentos tan relacionados con el transporte activo de minerales y otras sustancias a través de las membranas, y puedo asegurarles que con estas recomendaciones y la ayuda de unas tisanas, hemos mejorado problemas que los pacientes creían ya irresolubles, pues se da la circunstancia, además, de que los medicamentos hipotensores pueden producir diabetes, ácido úrico, migrañas e impotencia.

Una de las infusiones que recomiendo en estos problemas es la mezcla de melisa con espino blanco, hierba luisa y azahar (flor de naranjo). Dos tazas al día, con un poco de miel de azahar, suelen dar magníficos resultados y también pueden encontrar en cápsulas, olivo que se combina con espino blanco por ejemplo y es muy recomendable.

Además, tenemos el ajo que es el conocidísimo vasodilatador usado desde la antiguedad y su uso se facilita tomándolo en polvo.

Recomendaciones básicas para evitar espasmos vasculares:

- Evitar el estrés físico y mental, tabaquismo.
- Consumir alimentos ricos en fósforo, calcio y magnesio.
- Dieta rica en fibra, básicamente mediterránea.
- Cuidado con fármacos hipotensivos.
- Técnicas de relajación o ejercicios de meditación.
- Consumir vitamina D.
- Hacer alguna actividad física.
- Intentar tomar infusiones con especies o alimentos que favorecen el poder antiinflamatorio. Cúrcuma, melisa, espino blanco, hierba luisa, gengibre…).

Conclusión

Todos somos conscientes y además nos lo están repitiendo continuamente, que aunque hace décadas teníamos ante nosotros un reto que fundamentalmente consiste en equiparar nuestras unidades productivas a las de la Unión Europea y las de los países más avanzados. Ese reto está dirigido en primer lugar a las mentes, ya que es el cerebro el que decide, crea y organiza los métodos de trabajo.

Si nuestros hombres y mujeres no se alimentan correctamente están en inferioridad de condiciones frente a los que reciben un suministro adecuado de nutrientes a las horas precisas, por lo que personas perfectamente dotadas desde el punto de vista genético —es decir, siendo tan listos como cualquier otro europeo—, y estando igualmente preparados, responden intelectualmente peor a las exigencias de su trabajo.

Una muestra de ello puede ser aquello que leímos, de que en la primera o una de las primeras reuniones de la Unión Europea en la que participábamos los españoles, nuestros delegados votaron en contra de los intereses de nuestros agricultores.

Esperamos que sea un hecho aislado, pero no deja de ser una muestra de que en, algunas profesiones, no estamos a la altura de los otros europeos.

Por otra parte, los sociólogos, psicólogos, escritores, periodistas y expertos en estos temas, coinciden absolutamente en que en nuestro país, el primero y más generalizado pecado capital, es la envidia.

Desgraciadamente, no es a humo de pajas esta constatación. Una persona sobresale porque estudia, trabaja y sabe expresar o poner en práctica sus conocimientos, pues sus vecinos de profesión no intentan superarse y sobrepasarle. Lo que hacen muchos es socavarle el terreno, para que deje de sobresalir, para que se hunda; es decir, procuran igualar por el rasero de la mediocridad, y si pueden, tumban al osado que sabe más y ha intentado demostrarlo. Evidentemente, siempre hay verdaderos compañeros y amigos en todos los momentos, pero por lo general, los más peligrosos son personas que «suenan», en el ambiente de que se trate, bien situadas, que no admiten competidores en buena lid y sus zancadillas generalmente son poco visibles, ocultas, pero en ocasiones, muy eficaces.

Espero y deseo, por bien de todos y del país, que cuando alguien sobresalga, sus competidores se sientan capacitados para darle alcance e incluso sobrepasarle. Ello nos traerá personas mejores, estudiosas, animosas, trabajadoras y eficaces.

Olvidemos de una vez los métodos tradicionales de nuestra patria; alguien hace algo importante, pues lo hundimos y estaremos igualados en la medianía. De aquí en adelante, pensemos todos en ser tan buenos como el mejor y viviremos más felices, porque el país avanzará con unas personas ilusionadas, preparadas y capaces de vencer los retos que nos imponen las naciones en cuyo ámbito comercial hemos entrado.

No olvidemos que la riqueza de una nación se basa en la capacidad de trabajo de sus habitantes. Y ya no sirve solo tener tesón, amor propio y ser un buen operario. Son las mentes, las que han de estar en condiciones de enfrentarse y competir con los avances tecnológicos. Las industrias no dependen de la mano de obra; ahora están fundamentadas en la técnica.

¿Y qué es lo que prepara las mentes? La educación y el estudio; pero para comprender y asimilar las enseñanzas necesitamos unos determinados nutrientes que hemos de tomar con una alimentación adecuada y la actual es desequilibrada en muchos casos.

Y estando aceptado esto que he escrito, también en nuestro país somos los mayores donantes de órganos en el mundo, lo que significa que somos muy generosos hacia el que sufre, y no solo en esto se demuestra este hecho; nuestros médicos, enfermeras y personal sanitario son admirados y apreciados también en otras naciones por su trato a los enfermos. Este es otro ejemplo de la generosidad de nuestro pueblo.

Apéndices

TABLAS DE COMPOSICIÓN DE ALIMENTOS

CUADRO 1

Porcentajes de ácidos grasos en las siguientes materias grasas

ÁCIDOS GRASOS INSATURADOS

	% total en ácidos grasos saturados	% en ácido oleico (monoinsaturados)	% en ácido linoleico (diinsa-saturados)	Ácido linoleico y siguientes (poliinsaturados)	% en ácidos grasos esenciales
Aceites y grasas animales					
Aceite de ballena	38	35	10	17	27
Aceite de hígado de bacalao	—	—	0	0	0
Aceite de sardina	9	23	20	48	68
Grasa de carnero (sebo)	55	43	2	0	2
Grasa de cerdo (tocino)	45	50	5	0	5
Grasa de vaca (sebo)	48	50	2	0	2
Mantequilla	59	34	3	3	7
Aceites y grasas vegetales					
Aceite de adormidera	8	30	62	0	62
Aceite de almendras	25	75	0	0	0
Aceite de cacahuetes	20	55	25	0	25
Aceite de colza	3	22	18	57	75
Aceite de copra	91	8	1	0	1
Aceite de girasol	8	35	57	0	57
Aceite de lino	10	22	—	—	68

	% total en ácidos grasos saturados	% en ácido oleico (monoinsaturados)	% en ácido linoleico (diinsa-saturados)	Ácido linoleico y siguientes (poliinsaturados)	% en ácidos grasos esenciales
Aceite de maíz	15	34	45	6	51
Aceite de nueces	8	37	50	5	55
Aceite de oliva	12	80	7	1	8
Aceite de palma	49	40	11	0	11
Aceite de palmiste	81	18	1	0	1
Aceite de germen de trigo	8	37	55	0	55
Aceite de soja	15	26	53	6	59
Grasa de coco	92	6	2	0	2
Manteca de cacao	60	38	2	0	2

CUADRO 2

Proporción de ácido oxálico contenida en diversos alimentos de origen vegetal (en mg por cada 100 g de materia comestible)

Ruibarbo	500 a 230
Cacao	450
Té	370
Remolacha roja	338
Pimienta	320
Acedera	300
Perejil	190
Higos secos	100
Chocolate	90
Batata	56
Apio	50
Rábano	34
Zanahoria	33
Judías verdes y alubias	30
Escarola	27,3
Cohombros, pepinillos y collejas	25
Naranjas	24
Cebollas	23
Fresas y grosellas rojas y blancas	19
Moras	18
Pimientos verdes	16

Frambuesas y arándanos	15
Ciruelas	10
Tomates	7,5
Lechugas	7,1
Berenjenas	6,9
Plátanos	6,4
Pinas	6,3
Patatas	5,7
Espárragos y mazorca de maíz	5,2
Habichuelas de Lima	4,3
Peras	3
Cerezas y melocotones	trazas
Naranjas de la India, coliflor, nabos, guisantes y manzanas	0

El ácido oxálico es el que suele formar con el calcio el núcleo de los cálculos renales o arenillas.

CUADRO 3
Algunos alimentos ricos en CALCIO y FÓSFORO
(en mg por cada 100 g de materia comestible)

Alimentos	Calcio	Fósforo	Relación Ca/p
Almendras	254	473	0,54
Alubias	122	415	0,29
Carnes (media)	10	180	0,05
Caviar	137	180	0,86
Cereales (media)	30	150	0,20
Frutas frescas (media)	30	25	1,20
Frutas secas (media)	120	100	1,20
Gambas	200	300	0,66
Harina de pescado	4.000	2.600	1,54
Hígado de ternera	8	300	0,03
Huevos de gallina	54	208	0,26
Leche de vaca completa cruda	137	91	1,50
Lechuga	26	28	0,93
Verduras frescas (media)	45	40	1,12
Mantequilla	16	23	0,74
Pan blanco	22	100	0,22
Pan integral	54	145	0,37
Patatas	14	58	0,24
Pescados (media)	40	200	0,20
Queso curado	750	500	1,50

Alimentos	Calcio	Fósforo	Relación Ca/p
Queso fresco	130	180	0,72
Zanahorias	39	37	1,05
(Aceites vegetales)	(0)	(0)	(0)

Reproduzco este cuadro, que responde a preguntas que se hacen muy frecuentemente.

CUADRO 4
Algunos alimentos ricos en HIERRO
(en mg de hierro por cada 100 g de parte comestible)

Algas marinas (laminares)	600
Sangre	Más de 50
Almejas cocidas	De 50 a 20
Cacao seco en polvo, levadura de cerveza seca, levadura de tórula, perejil desecado	De 20 a 10
Hígados de ternera y de pollo, granos de trigo y de cebada, granos de soja, habichuelas, ostras, yema de huevo, lentejas secas, melaza, huevo de gallina completo en polvo, garbanzos secos, perejil crudo, riñones de carnero, carne seca y ahumada.	De 10 a 5
Almendras secas, plátanos desecados, corzo, chocolate, berros, dátiles frescos y secos, espinacas, caracoles, harina de trigo integral, harina de centeno tostada, higos secos, granos de maíz, avellanas, nueces secas, ciruelas pasas, carnes.	De 5 a 2
Plátanos frescos, remolacha roja cruda y cocida, zanahoria cruda y cocida, apio, nabo, cerezas, castañas, col fermentada, col al natural, col de Bruselas, coliflor, limón, harina de cebada, harina blanca y pan blanco, higos frescos, fresas, queso, lechuga, verduras frescas, cebolla, aceitunas, pan integral, pescados, melocotones, arroz con cascara, arroz sin cascara, tomate, vino.	De 2 a 0,5
Mantequilla, cerveza, sidra, leche de vaca, naranjas, peras, manzanas y zumo de manzana.	De 0,5 a 0,05

CUADRO 5
Algunos alimentos ricos en POTASIO y en SODIO (en mg por cada 100 g de parte comestible)

Alimentos	Potasio	Sodio	Relación P/s
Cereales y derivados			
Harina de trigo blanca	211	2	105,50
Harina de trigo integral	290	2	145,00
Pan blanco	108	493	0,22
Pan integral	178	520	0,35
Pastas	80	5	16,00
Carnes			
Vaca	324	70	4,63
Caballo	150	20	7,50
Carnero	300	80	3,75
Cordero	265	90	2,94
Ternera	300	50	6,00
Cerdo	320	—	4,21

CUADRO 6

Composición de la LECHE y de algunos de sus derivados
(Materias energéticas, en g %. Sales minerales y vitaminas en mg %)

	Materias energéticas					Sales Minerales			Vitaminas			
	Calorías	Agua en g	Glúcidos	Lípidos	Prótidos	Calcio	Fósforo	Potasio	A	C	D	E
Leche completa cruda y fresca	67	87	4,7	3,8	3,3	137	91	143	0,03	1,1	0,00013 a 0,001	0,06
Nata	300	62,3	4	30,1	3,1	99	75	60	0,15 a 0,33	1	0,001	—
Nata batida («chantilly»)	316	61,6	3,1	32,7	2,3	77	62	67	0,15 a 0,33	1	—	—
Leche desnatada	35	90	5	0,1	3,5	130	95	200	—	1	—	—
Suero de leche (lactoserum)	26	93,3	4,7	0,3	0,9	50	—	—	0,004	1,5	—	0,05
Suero de mantequilla	35	91,2	4	0,5	3,5	103	93	145	0,01	1	—	—
Kéfir	44	90	2,7	2	3,8	—	—	—	—	—	—	—
Queso blanco fresco (requesón)	72	86,1	4,5	3,8	4,8	150	135	190	0,044	2	—	—

	Materias energéticas					Sales Minerales			Vitaminas			
	Calorías	Agua en g	Glúcidos	Lípidos	Prótidos	Calcio	Fósforo	Potasio	A	C	D	E
Yogur	118	79	4	7,5	8,5	160	90	—	—	1,5	—	—
Quesos de pasta blanda (Camembert, Munster)	310	50	4	24	20	300	190	125	0,3	0	0,001	—
Quesos de pasta seidura no cocidos (Holanda)	355	40	3	24	28	750	350	150	0,5	0	0,001	—
Quesos de pasta semidura cocidos (Gruyère)	375	35	2,5	28	29	1.000	700	150	0,5	0,5	0,002	0,35
Quesos fundidos (crema de Gruyère)	280	48	2,5	22	18	750	620	150	0,04	0	0,001	—
Quesos de cabra	320	50	15	20	20	190	190	—	0,04	—	0,001	—
Nata helada	215	62	21	12,6	4,2	120	100	90	—	—	—	—

CUADRO 7

Composición y contenido en ácidos orgánicos de algunas frutas
*Valores por cada 100 g de parte comestible. Materias energéticas y celulosa, en g%. Sales minerales, vitaminas y ácidos orgánicos, en mg %**

	Calorías	Agua en g	Materias energéticas			Sales minerales				Vitamina				Ácidos orgánicos		
			Glúcidos	Lípidos	Proteínas	Hierro	Fósforo	Potasio	Sodio	B_1	B_2 o PP	C	Celulosa en g	Ácido cítrico	Ácido málico	Ácido oxálico
1. Frutas azucaradas																
Frutas de pepitas																
Limones	35	89,2	6,9	0,5	0,7	0.6	22	160	6,0	0,05	0,25	65	0,9	3.840	trazas	—
Mandarinas	43	87,7	9,5	0,2	0.8	0.4	19	133	2,0	0,08	0,40	38	0,6	—	—	—
Naranjas	45	87,0	9.8	0,2	1,0	0,43	26	180	1,0	0,09	0,20	60	0.7	980	trazas	24
Pomelos	41	88.9	9,2	0.2	0,6	0,3	18	194	2,0	0,06	0,30	40	0,4	1.460	80	0
Membrillos	44	83,5	9,8	0,3	0,4	0,4	19	203	3,0	0,03	0,20	15	2.4	—	680-1.590	—
Granadas	32	84,0	7,4	0,1	0,3	0,6	100	—	—	0,02	0.10	4	—	—	—	—
Peras	62	83,1	14,0	0,4	0,5	0.4	17	130	3,0	0,02	0,10	5	1,5	240	120	3
Manzanas	57	84,0	13,0	0.4	0,3	0,35	10	118	1,0	0,04	0,30	9	0,9	0-30	270-1.020	0
Uvas	77	81,3	16,6	0,7	0,9	0,45	21	224	2,0	0,05	0,30	5	0,4	—	650	—

* *Salvo especificación en contra, se trata de frutas frescas*

	Calorías	Agua en g	Materias energéticas			Sales minerales				Vitamina				Ácidos orgánicos		
			Glúcidos	Lípidos	Proteínas	Hierro	Fósforo	Potasio	Sodio	B_1	B_2 o PP	C	Celulosa en g	Ácido cítrico	Ácido málico	Ácido oxálico
Frutas de hueso																
Albaricoque	50	85,7	11,2	0.2	0,8	1	23	370	0,8	0,04	0.70	8	0,7	1.060	330	
Cerezas de Schaerbeek	70	82.0	15,5	0,4	1,1	0,5	21	255	2,0	0,05	0.30	12	0,4	10	1.250	trazas
Cerezas del Norte	57	86,0	12,0	0,5	0,9	0,5	20	255	2,0	—	—	—	0,3	10	1.250	trazas
Dátiles secos confitados	316	20,0	75,4	0,6	2,2	2,1	60	790	1,0	0,09	2,20	0	2,4	—	—	—
Melocotones	50	86,3	11,6	0,1	0,6	0,5	22	195	1,0	0,03	0,90	8	1,0	370	370	trazas
Ciruelas	50	84.4	11,2	0,2	0,8	0,5	20	210	2,0	0,08	0,45	5	0.8	30	360-2.390	10
Frutas carnosas																
Piñas	51	86,4	11,9	0.2	0,4	0,5	11	230	1,0	0,08	0,30	N26	0,5	770	120	6
Pinas en conserva	91	78,0	21,9	0,2	0,4	0,6	7	120	2,0	0,07	0.20	8	0,3	770	120	6
Higos secos	276	24,0	62,3	1,1	4.1	3,5	116	882	26,0	0,16	1.70	0	5,8	340	trazas	—
Fresas	36	89,5	7,0	0,5	0.7	0,8	27	148	2,0	0,03	0,30	N60	1,4	1.080	160	19
Frambuesas	44	82,0	8,6	0.5	1.1	0,9	34	184	3,0	0,03	0,30	20	5,4	1.300	40	15
Bayas																
Arándanos	35	85,0	7,5	0,4	0,2	0,7	11	80	1,0	0,02	0,07	14	1,4	1.120	260	—
Arándanos en conserva	126	48,1	30,0	0,5	0,3	0,5	9	40	2,0	0,01	0,08	4	0,4	1.120	260	—
Grosella negra	34	75,0	12,2	0,1	1,0	1,1	31	354	3,0	0,05	0,35	180	5,7	3.030	400	—
Grosella roja y blanca	48	85,7	9,8	0,4	1,1	0,8	33	278	2,0	0,06	0,20	36	2,5	2,300	50	19
Grosella verde	33	88,5	6,4	0,4	0,9	0,5	31	200	2,0	0,10	0,20	28	2,2	—	500-2.080	—
Murtilla	41	85,7	8,2	0,6	0,6	0,7	15	90	1,0	0,03	0,30	17	4,6	1.560	100	15

	Calorías	Agua en g	Materias energéticas			Sales minerales				Vitamina				Ácidos orgánicos		
			Glúcidos	Lípidos	Proteínas	Hierro	Fósforo	Potasio	Sodio	B_1	B_2 o PP	C	Celulosa en g	Ácido cítrico	Ácido málico	Ácido oxálico
2. Frutas amiláceas																
Plátanos	94	74,9	21,2	0,4	1,3	0,6	28	400	2,0	0,10	0,60	8	0,6	150	500	6
Castañas	207	50,0	42,8	2,3	3,7	1,1	84	470	4,0	0,22	0.50	14	1,7	—	—	—
3. Frutas oleaginosas																
Almendras secas	634	4,7	17,0	54,0	20,0	4,4	473	745	3,0	0,25	4,20	trazas	2,7	—	—	—
Cacahuetes secos	547	8,0	23,6	40,0	23,0	2,3	420	—	—	—	—	—	2,7	—	—	—
Avellanas secas	657	4,8	14,8	60,5	13,3	4,5	310	610	3,0	0,55	5,00	4	3,5	—	—	—
Nueces secas	677	3,3	14,3	62,2	15,0	2,1	390	525	4,0	0,40	1.10	3	2,3	—	—	—
Nueces del Brasil	682	5,3	9,0	65,0	15,1	3,1	600	635	2,0	1,00	7,70	2	2,1	—	—	—
Nueces de coco frescas	467	47,0	9,8	34,5	4,1	2,0	94	370	18,0	0,08	0,40	2	3,4	—	—	—
Aceitunas verdes frescas	216	70,0	8,0	20,0	0,8	2,0	15	1.520	128,0	0,03	0,50	—	1,8	—	—	—
Aceitunas negras frescas	156	73,5	3,5	15,0	1,6	1,6	18	—	—	—	—	—	1,6	—	—	—
Aceitunas conservadas en salmuera	132	75,2	3,9	12,3	1,2	1,6	17	73	2.400,0	0,03	0,50	0	1,2	—	—	—

CUADRO 8

Composición y propiedades medicinales de algunas legumbres
Valores por cada 100 g de parte comestible.
Materias energéticas y celulosa, en g %.
Sales minerales y vitaminas, en mg %

			Materias energéticas		Sales minerales			Vitaminas					
	Calorías	Agua en g	Glúcidos	Lípidos	Prótidos	Hierro	Fósforo	Sodio	B,	B,o PP	C	Celulosa en g	Propiedades medicinales
Herbáceas													
Alcachofas	34	87,6	5,6	0,15	2,4	1,5	94	43	0,13	0,9	7	2,2	colagogo
Espárragos cocidos	25	93,5	3,5	0.2	2,3	0,9	58	2	0,15	1,3	27	0,8	diurético
Setas cultivadas	29	91,4	4,4	0,24	2,2	1	120	6	0,1	6,2	4	0,9	—
Coles blancas y verdes	27	92,6	4,8	0,2	1.4	0,5	32	13	0,05	0,32	50	1,3	vermífugo, antiulceroso antitiróidico
Coles rojas crudas	33	90,4	6	0,2	1,7	0,5	31	18	0,08	0,4	60	1,1	expectorante
«Choucroute» (col picada fermentada)	22	93,2	3,9	0,2	1,1	0,5	18	650	0,03	0,2	16	0,7	vermífugo
Espinacas	24	92,4	2,9	0,3	2,3	3,5	55	80	0,16	0,6	50	0,6	emoliente
Lechugas (hojas crudas)	18	94,4	2,6	0,2	1,3	0,6	28	14	0,07	0,35	9	0,6	emoliente

			Materias energéticas		Sales minerales			Vitaminas					
	Calorías	Agua en g	Glúcidos	Lípidos	Prótidos	Hierro	Fósforo	Sodio	B,	B,o PP	C	Celulosa en g	Propiedades medicinales
Cebollas crudas	47	86,9	9,8	0,2	1,4	0,5	44	9	0,04	0,35	20	0,8	vermífugo, emoliente
Acederas crudas	26	90	2,6	0,5	2,6	—	44	20	0,08	—	120	0.8	aperitivo, diurético
Puerros crudos	43	87,9	7,9	0,3	2	1	50	28	0,06	0,5	19	1,2	diurético
Tomates crudos	22	93,5	3.7	0,3	1	0,6	27	3	0,08	0.6	30	0,6	—
Leguminosas													
Habichuelas blancas secas	331	16,7	58,8	1.6	20,2	6,4	415	20	0,58	2,1	2	4	—
Judías verdes	39	89	6,7	0,2	2,4	1	44	2	0,07	0,5	19	1.4	—
Habichuelas cocidas conservadas en lata	23	92,5	4,2	0,1	1,2	1,7	23	236	0,04	0,4	5	0,5	—
Lentejas secas	334	11,6	55,9	1,3	24,5	7,8	412	20	0,5	2	4	3,7	—
Garbanzos secos	361	10,6	61	5	18	7	375	—	0,4	1,5	—	5,3	aperitivo
Guisantes	91	74,5	15,4	0,4	6,4	2	122	3	0,32	2,3	26	2,2	aperitivo
Guisantes precocidos conservados en lata	66	81,2	11,7	0,4	3,7	1,8	67	260	0,11	1,6	12	1,3	aperitivo
Soja (granos enteros secos)	423	7,5	29,9	18,1	35	8	583	4	1	3,5	tra-zas	5	—

			Materias energéticas		Sales minerales			Vitaminas					
	Calorías	Agua en g	Glúcidos	Lípidos	Prótidos	Hierro	Fósforo	Sodio	B,	B,o PP	C	Celulosa en g	Propiedades medicinales
Raíces													
Remolachas rojas cocidas	42	87	8,5	0,15	1,5	0,8	31	48	0,02	0,3	6	0,8	—
Zanahorias crudas	41	88,6	8,5	0,2	1,1	0,8	37	50	0,06	0,5	8	1	emoliente
Zanahorias cocidas conservadas en aceite	31	90,8	6	0,5	0,6	0,6	25	280	0,03	0,3	3	0,8	emoliente
Nabos	33	90	6,5	0,2	1,1	0,5	34	49	0,05	0,5	28	1,1	emoliente
Raba nos crudos	21	92,9	3,9	0,1	1,1	1,1	31	15	0,06	0,3	21	0,7	depurativo
Rábanos silvestres (jara-magos) crudos	70	76	13,6	0,3	3	2	70	15	0,06	0,6	100	2,3	—
Salsifís crudos	76	80	13,6	0,9	3,6	1,4	48	—	0,04	0,2	10	2,1	—
Tubérculos													
Mandioca.sémola, tapioca	340	14	82	0,6	1,5	1	12	—	0,16	1,8	—	—	—
Batatas	116	70,8	26	0,5	1,8	0,8	55	9	0,09	0,6	22	1	—

			Materias energéticas		Sales minerales			Vitaminas					
	Calorías	Agua en g	Glúcidos	Lípidos	Prótidos	Hierro	Fósforo	Sodio	B,	B,o PP	C	Celulosa en g	Propiedades medicinales
Patatas:													
— crudas	85	77.4	18.9	0.1	2	0,9	58	4	0,11	1,2	30	0,4	—
— asadas al horno	97	73	22	0,1	2	0,7	58	—	0.1	1,5	10	0,4	
— cocidas peladas	85	76	19	0,1	2	0,6	56	—	0,09	1	10	0,4	
— fritas	399	20	52	19	5	1,6	150	—	0.2	3,1	11	0,9	
— secas en polvo	335	7	80	0,7	7	4	88	—	0.25	4,8	25	2,2	
— fritas a la inglesa, saladas	557	3,1	49	37,1	6,7	1,9	152	340	0,18	3,2	11	1,1	

CUADRO 9

Riqueza en vitaminas de los alimentos crudos (en mg por cada 100 g de parte comestible de los alimentos)

Vit. A Provit. A De 15 a 30	Provit. A De 1 a 10	Vit. B_1 De 1 a 15	Vit. B_2 De 1 a 6	Vit. B o Vit. PP De 20 a 100	Vit. B_5 De 8 a 15	Vit. B_9 De 3 a 8	Vit. B_9 De 0,5 a 4
Aceite de hígado de pescado	Acelgas Albarico-ques Batatas Cebollinos Collejas Espinacas Nabos Perejil Zanahorias	Granos de soja Germen de trigo, de maíz, y de centeno Levadura Nueces del Brasil	Despojos Estracto de carne Germen de trigo, de maíz y de centeno Levadura	Extracto de carne Levadura	Levadura de cerveza seca Levadura de tórula	Levaduras Germen de trigo y de maíz	Estracto de carne Levaduras de pan, de cerveza y de tórula

Vit. B_{12} De 0,05 a 0,1	Vit. C De 50 a 200	Vit. D Más de 15	Vit. E Más de 30	Vit. H Biotina De 0,1 a 0,12	Vit. K 15	Colina De 1.000 a 2.000
Harina de pescados pescado en polvo desecado	Acederas Coles Espinacas Estragón Fresas Grosellas Guayaba Hinojo Limones Mango Mollejas de ternera Mostaza verde Naranja Papayas Perejíl Perifollos Pimientos Pimiento	Aceite de hígado de fletán	Aceite de germen de trigo Aceite de soja	Hígado de vaca Levadura de cerveza seca Riñones de vaca	Harina de pescado	Yema de huevo

De 1 a 15	De 0,3 a 1	De 0,3 a 1	De 0,12 a 1	De 3 a 20	De 3 a 8	De 1 a 3	De 0,1 a 0,5
Hígado de animales de matadero Hígado de aves Huevos de gallina en polvo completos	Ciruelas pasas Coles Coles de Bruselas Endibia Espárragos Gérmen de trigo Guisantes Judías verdes Mandarinas Mantequilla Melón Naranjas Tomates	Avellanas Cacahuetes tostados Carne de cerdo Castañas Corzo Despojos Garbanzos secos Granos de maíz y de arroz con cáscara Guisantes crudos Habichuelas Harinas de avena, de trigo y de sarazo completas Huevos de gallina Jamón y tocino Leche de vaca desnatada en polvo Lentejas Naranjas Nueces Ostras	Carnes de vaca, de carnero y de ternera. Frutas oleaginosas. Harina de trigo completa Huevos. Leche Legumbres secas Pescado Queso	Avellanas Aves Carnes de vaca, de carnero y de ternera. Caza. Copos de arroz. Despojos. Embutidos. Harinas de trigo, de maiz y de centeno completas. Germen de trigo. Níperos. Nueces. Pan integral. Patatas fritas a la inglesa Pescados. Setas	Hígado. Leche de vaca en polvo desnatada. Levadura de pan fresca. Riñones. Yema de huevo.	Berros. Hígado de ternera. Nueces secas. Tomates desecados.	Espárragos. Granos de soja. Habicuelas de Lima. Hígado lentejas

De 0,01 a 0,02	De 40 a 50	De 5 a 15	De 7 a 30	De 0,01 a 0,1	De 0,3 a 0,8	De 200 a 1.000
Hígado de gallina. Hígado de bóvidos	Col blanca. huevas de abadejo Naranjas Naranjas de la India	Aceite de hígado de atún	Aceite de cacahuetes Aceite de oliva Almendras Avellanas Castañas Granos de soja Germén de trigo, de maiz y de centeno Nueces	Alubias secas Coliflor Chocolate. Garbanzos secos Huevo completo Setas Suero de la leche	Hígado de cerdo Tomate	Granos de soja Germen de trigo. Higado de bóvidos

Vit. A De 0,3 a 1	Provit. A De 0,02 a 0,3	Vit. B_1 De 0,1 a 0,3	Vit. B_2 De 0,03 a 0,12	Vit. B o Vit. PP De 1 a 3	Vit. B_5 A. Pantot. De 0,5 a 3	Vit. B_9 De 0,01 a 1	Vit. B_9 A. fólico De 0,05 a 1
Bígaros. Germen de trigo. Huevos. Leche de vaca completa e polvo. Mantequilla. Pescados grasos (atún y salmón). Queso. Riñones de animales de matadero.	Apios. Berenjenas. coliflor. Dátiles. Fresas. Harina de trigo. Higos frescos. Lentejas. Manzanas. Naranjas de la India. Patatas. Peras.	Aves. Carnes de carneros, de cordero y de vaca. Cristáceos. Embutidos. Harinas blancas. Legumbres verdes. Pan integral. Pasteles. Patatas. Pescados. Plátanos.	Frutas frescas y secas. Granos de cereales. Harina blanca. Lechuga. Verduras frescas. Pan. Pasteles	Alcachofas. Alubias. Col brócoli. Dátiles secos. Garbanzos frescos y secos. Guayaba. Harina y pan blancos. Higos secos. Lentejas. Mandarinas. Pastas. Perejil. Pimientos rojos. Queso de Camembert.	Aves. Carnes de cordero, carnero, de cerdo y de ternera. Crustáceos. Despojos. Embutidos. Estractos de carne. Germen de trigo y de maíz. Harina blanca. Harina de soja. Huevos. Verduras. Panes de trigo copleto y blanco. Patatas. Pescados. Quesos.	Aves. Carnes. Crustáceos. Embutidos. Frutas frescas. Harinas. Huevos. Leche. Verduras frescas. Panes. Pasteles. Pescados. Quesos.	Verduras frescas.

Vit. C		Vit. D	Vit. E	Vit. H Biotina	Vit. K	Colina
De 20 a 40		De 0,04 a 5	De 1 a 7	De 0,0002 a 0,01	De 0,002 a 0,3	De 15 a 200
Acelgas. Cebollino. Espárragos. Frambuesa. Grosella. Habichuela de Lima. Hígado. Jengibre. «Lichi». Mandarinas. Mandioca. Mango.	Batatas. Cebollas. Collejas. Garbanzos. Moras salvajes. Nabos. Patatas. Rábanos. Tomtates. Verdolaga.	Aceite de hígado de bacalao. Aceite de hígado de salmón. Huevos Pescados grasos.	Apio. Cacao. Coles de Bruselas. Cupos de avena. Grasas anímales. Guisantes. Habichuelas secas. Harina de trigo completa y blanca. Huevos completos. Judías verdes. «Knac-ke-brot «pan tosta-do alemán». Pan de trigo integral. Pescados grasos. Quesos. Palomitas.	Cerezas. Frambue-sas. Fresas. Grosellas. Harina de trigo. Leche de mujer. Manzanas. Melón. Moras. Naranjas. Patatas. Plátanos.	Huevos. Leche	Ápio. Espinacas. Leche. Perejíl. Setas.

De 0,01 a 0,3		De 0,02 a 0,1		De 0,03 a 1	De 0,03 a 1	
Aves. Caramelos. Carnes de vaca de carnero y de ternera. Chocolates. Despojos. Gambas y camarones. Harina de trigo completa. Leche. Mejillones. Ostras. Pasteles. Pescados magros.		Coles. Frutas frescas. Leche. Pan blanco. Pastas. Quesos. Zanahorias.		Almendras. Aptos. Cohombros. Coles. Espinacas. Frutas frescas. Huevos Leche. Pepinillos. Puerros. Quesos. Zanahorias.	Coles. Frutas frescas. Leche. Tomates-	

De 5 a 20		De 0,007 a 0,04	De 0,1 a 1			De 1 a 15
Ajos. Albaricoques. Alcachofas. Arándanos. Berenjenas. Calabazas. Castañas. Cerezas. Cohombros. «Chuucroule» (col picada y fermenta-da). Despojos. Entibia. Ganso. Membrillo. Pinas Plátanos. Remolacha roja.	Caquis. Cebo-llas. Ciruelas. Colleja (hierba de canónigo). Escarola. Habichuelas. Lechuga. Maiz crudo. Manzanas. Melocotones. Melón. Moras. Ostras. Peras. Puerros. Ruibarbo. Salsifis. Sandía. Uvas.	Germen de trigo. Pescados semigrasos.	Arroz sin cascara. Carnes de vaca y de cerdo. Cebollas. Coles. Leche de mujer. Lechuga. Manzanas. Naranjas. Naranjas de la India. Pan blanco. Pescados magros. Plátanos. Pollo. Remolachas. Setas. Tocino. Tomates. Zanahorias.			Granos de soja. Germen de trigo. Higado de bóvidos
De 2 a 5		De 0,0001 a 0,007	De 0,05 a 0,1			0
«Cocktail» de frutas. Crustáceos. Frutas oleaginosas. Granadas. Higos. Setas.	Garbanzos secos. Habichuelas blancas. Habichuelas secas. Lentejas. Pescados. Uvas.	Cacao. Crustáceos. Hígado. Leche. Queso. Setas.				Leche de vaca. Patatas. Suero de leche desnatada.

CUADRO 10
Más datos sobre las vitaminas

Vitaminas	Nombre químico	Necesidades	Papel biológico	Principales alimentos que lo aportan al organismo
vít.: vitamina U.I.: unidad internacional (*)				
1. VIT. LIPOSOLUBLES **Grupo A** • **vitamina A** I.U.I. = 0,00033 mg • **provitamina A** Su oxidación al nivel del hígado libera la vitamina A, compuesto inestable	**Axeroftol** β-caroteno. I.U.I. de vit. A = 0,00066 mg de β-caroteno.	0,5 2	**Vitamina del crecimiento.** Salud de la piel y de las mucosas. Cicatrización de las heridas. Buen funcionamiento de la vista. Antiinfecciosa,	Aceite de hígado de bacalao. Hígado. Leche. Mantequilla. Lechuga. Espinacas. Zanahorias. Albaricoques.
Grupo D Presente en el estado de provitamina en la alimentación (esteroles). 1 U.I. = 0,000025 mg • **vitamina D_2** Obtenida por irradiación ultravioleta del ergosterol. • **vitamina D_3** Vitamina natural del hombre por irradiación solar de la piel	 Calciferol (ergosterol irradiado, utilizado en terapéutica). 7-deshidrocolesterol irradiado	 1 a 2 1 a 2	**Vitamina antirraquítica:** Asimilación del calcio	Aceite de pescado. Leche. Yema de huevo

(*) Unidad internacional (U.I): *Cantidad de un producto que ejerce en un animal de experimentación una acción biológica dada. Los productos biológicos cuya estructura y dosificación química eran desconocidas se dosificaron en un principio en U.I. Después del descubrimiento de la estructrua, ambos sistemas —biológico en U.I. y químico-físico en mg— coexisten perfectamente.*

Vitaminas	Nombre químico	Necesidades	Papel biológico	Principales alimentos que lo aportan al organismo
Vitamina E I.U.l. = 0,00033 mg	Acetato de α-tocoferol. I.U.I. de vit. A = 0,00066 mg de β-caroteno.	1	Crecimiento del lactante. Lóbulo anterior de la hipófisis. Vitamina de la fertilidad. **Carencia:** Perturbaciones de los órganos reproductores. Equilibrio muscular.	Aceite de germen de trigo. Órganos verdes de los vegetales.
Grupo K • **vitamina K_1** • **vitamina K_2**	Metilnaftoquinona (Vitamina sintética) Difarnesilnaftoquinoa.	1	**Vitamina antíhemorrágtca:** Indispensable para la elaboración de la protrombina que interviene en la coagulación de la sangre.	Órganos verdes de los vegetales. Hígado de cerdo. Yema de huevo. Sintetizada por las bacterias. intestinales.
2. VIT. HIDROSOLUBLES **Grupo B** • **vitamina B_1**	Aneurina o clorhidrato de tiamina	1,5	**Vitamina antineurética:** Elemento trófico del sistema nervioso. Asimilación y metabolismo de los glúcidos. **Carencia:** Beriberi, neuritis. polineuritis.	Germen de trigo. Salvado de arroz. Higado. Levadura de cerveza.
• **vitamina B_2**	Ribloflavina o lactoflavina	1,5	Crecimiento. Salud de la piel y de las mucosas. Visión crepuscular. **Carencia:** ulceración de los labios, sequedad de las mucosas. conjuntivitis, una parte de los síntomas del beriberi. Salud de la piel y de las mucosas.	Carne. Cereales. Levadura de cerveza. Leche. Huevos. Queso. Levadura de cerveza.
vitamina PP preventiva de la pelagra)	Nicotínico que le corresponde posee las propiedades vitamínicas PP y es además vasodilatador).		Metabolismo de los glúcidos. **Carencia:** Pelagra.	Almendras. Pescado (sobre todo el salmón). Carne, hígado.

Vitaminas	Nombre químico	Necesidades	Papel biológico	Principales alimentos que lo aportan al organismo
• **vitamina B_5**	Acido pantoténico	10	Salud de la piel y de los cabellos (?). Interviene en los mecanismos enzimáticos	Carne, hígado. Riñones Yema de huevo Leche Levadura de erveza
• **vitamina B_6**	Piridoxina	1,5 a 2	Salud de la piel Formación de glóbulos blancos. Interviene en los mecanismos enzimáticos Cura los síntomas residuales de la pelagra	Levadura de cerveza Hígado Pescado
• **vitamina B_9**	Acido fólico	0,05 a 0,1	Antianémica Asociada con la vitamina B_{12} aumenta el número de glóbulos rojos **Carencia:** Anemia macrocitaria	Espinacas. Hígado. Levadura de cerveza
• **vitamina B_{12}**	Cianocobalamina	0,001	Factor extrínseco del factor antipernicioso **Carencia:** Anemia perniciosa	Levadura de cerveza, Carne, hígado. Sintetizada por algunas bacterias intestinales
Vitamina H	Biotina	0,15 a 0,3	Salud de la piel	Sintetizada por algunas Bacterias intestinales
Colina Aminoácido esencial		—	**Acción lipotropica:** Transporte de lípidos **Carencia:** Degeneración grasa del hígado	Proteínas alimenticias
Vitamina C	Ácido ascórbico	40 a 90	Asimilación de los glúcidos Formación de glicógeno muscular Antihemorrágica Antiinfecciosa **Carencia:** Escorbuto (con carencia de vitamina P).	Vegetales frescos
Vitamina P Vitamina de permeabilidad capilar	Citrina	—	Resistencia de los vasos capilares **Carencia:** Escorbuto (con carencia de vitamina C)	Vegetales frescos (sobre todo limón)

Sabemos cuáles son los alimentos que en mayor medida necesita nuestro cerebro para hacer su trabajo y vamos a hacer un resumen para que cada cual según sus circunstancias y su trabajo, prepare su alimentación para tener un buen rendimiento físico e intelectual.

Las personas que hacen un trabajo sedentario, gastan más o menos la cuarta parte de la glucosa que consume su organismo y esta la obtenemos principalmente de las frutas, de la miel y del azúcar en forma rápidamente asimilable y también en forma mas lenta, con la digestión de los almidones de los cereales, pan, bollería, galletas, arroz, patatas, pastas italianas , sémolas, castañas, boniatos... y alimentos parecidos que normalmente incluímos en las tres o cinco comidas diarias que se hacen habitualmente y que los diabéticos saben que deben tomar con moderación y del modo que les ha indicado su médico. Nuestro cuerpo puede almacenar unos ciento cincuenta gramos de glucosa en forma de glucógeno, también llamado «almidón animal» en parte en el hígado, así como en los músculos.

Además, sabemos que las moléculas con las cuales se hacen las conexiones entre las neuronas, los neurotransmisores y también los péptidos cerebrales, que son unas proteínas de cadena corta, los formamos con los aminoácidos que nos suministra la digestión de las proteínas que comemos y ahí debe tenerse siempre en cuenta, que estas moléculas solo están unas cinco horas en la sangre, pasadas las cuales, las que no hemos utilizado en el trabajo mental, en la reparación de los tejidos, formación de hormonas o defensas contra las infecciones... el hígado las transforma en urea que se elimina en la orina y, en consecuencia, en nuestro cuerpo NO tenemos reservas de proteínas y de ahí mi insistencia en que los desayunos deben llevar este tipo de alimentos para que los colegiales en sus estudios tengan buenos rendimientos y los que ya trabajan en sus ocupaciones, tanto sean de tipo mental como en los trabajos mas bien de tipo físico, pues siempre es el cerebro el que nos organiza y manda cómo hacerlos. Los alimentos que opino deben ser los mañaneros son los que tienen más colesterol como los huevos, jamones y quesos, siempre que no estén contraindicados, porque vamos a empezar nuestro trabajo.

Las grasas siempre ricas en ácidos grasos insaturados, es decir, nuestros aceites, aunque los que van a pasar frío como esquiadores, nadadores o personas que en invierno hacen su trabajo a la intemperie, pueden tomar mantequilla, quesos hechos con leches completas, bacon o similares. Estas son las que debemos evitar a partir de la mediana edad si no vamos a practicar deportes pasando frío.

Es muy interesante recordar también que la vitamina C solo está entre cuatro a seis horas en la sangre, y, en consecuencia, es importante incluirla en las tres comidas principales y esto es muy fácil porque nos la ofrecen los cítricos, tomates, pimientos rojos, fresas, kiwis, piña, mango, papaya y los frutos rojos.

Más problemáticas son las del complejo B, porque donde se encuentran en mayor medida es en el hígado, levadura de cerveza, germen de trigo, sangre, corazón, riñones y carnes rojas y en un país como el nuestro en el que se come principalmente ternera, pollo y carnes blancas, creo que es mejor tomar por las mañanas levadura de cerveza.

Unas vitaminas que están faltando en la actualidad a muchísimas personas, son la A y la D, porque, como se encuentran en las grasas de origen animal y estas, salvo en los pescados, están formadas predominantemente por ácidos grasos saturados y además llevan colesterol, todos los que lo saben las evitan.

Asimismo, se ha detectado que hay jóvenes, sobre todo chicas, que lo hacen para estar delgadas y eso ha llevado a muchos problemas en los ojos y en la vista; en los ojos, porque la vitamina A interviene en la formación de todos los lubrificantes que protejen, además de la conjuntiva, muchos tejidos y pienso que al menos en parte, en muchas de las personas a las que se les diagnostica «ojo seco» la causa es una deficiencia de A que además forma parte de la púrpura visual y por eso he advertido que su falta es también la causa de problemas en la visión. Y ya son muchísimos los que están advertidos que una deficiencia de vitamina D conduce a una osteoporosis y para evitarlo, los que no pueden tomar el sol, añaden unas perlas de aceite de hígado de bacalao al comenzar una de las comidas diarias y asunto solucionado.

En cuanto a los minerales, con el sodio y el potasio no hay problemas en general, porque la sal común nos ofrece el primero y los agricultores, incluso con el abonado químico ponen potasio, y cuando hay una pérdida mayor de este, todo el mundo sabe que lo plátanos, las patatas y muchas frutas, entre ellas los cítricos, son ricos en este mineral.

Y ahora entro en un tema en el que me veo «sola contra el Mundo», y es el del calcio, mineral que a los químicos nos ha sido muy fácil de determinar en los alimentos hace muchísimos años y del que se están recomendando tomar grandes cantidades sobre todo a las mujeres en las que se ha diagnosticado una osteopenia o una osteoporosis y sin mirar la cantidad del que llevan en la sangre les dan unos comprimidos de este elemento que en mi criterio son inadecuados, y además en los trabajos de divulgación se nos está bombardeando con la recomendación de comer muchos quesos y lácteos para tomar el calcio que no solo se da para el hueso, sino que en ocasiones también cuando hay molestias producidas por el desgaste de los cartílagos.

¿Y cuáles son las funciones del calcio? Una, evitar la deformación de los huesos, y lo explican mal; les dicen a las personas, y supongo que también a los médicos, que este mineral evita las roturas del esqueleto y NO, NO y NO... El calcio evita la deformación de los huesos, es más, si estos no estuvieran calcificados, no se romperían. Piensen en lo que les digo haciéndolo, verán que tengo razón. Pero este elemento es necesario para la contracción muscular y por ello su exceso puede provocar contracturas en las arterias y también interviene en la coagulación de la sangre, por lo que si hay demasiado, formamos trombos y para acabar de complicarlo, salvo los cloruros, todas las otras sales de calcio que tenemos en la sangre son insolubles, con lo que se forman unos forros duros de estos compuestos que conducen a la arteriosclerosis, y con estas arterias duras y estrechas es muy fácil tener un problema grave o mortal.

Del magnesio no voy a repetir lo que llevo predicando desde hace varias décadas y para que no nos falte fósforo, lo mejor es tomar lecitina de soja y se pone fin a los posibles problemas y se evitan deficiencias.

Vademécums de productos de Ana María Lajusticia

COLÁGENO
CON MAGNESIO

COMPRIMIDOS

PROPIEDADES

El colágeno es la proteína más abundante en el cuerpo humano, siendo el constituyente esencial de los cartílagos, tendones y huesos, por lo cual sus necesidades las tenemos a diario. Todo el tejido conectivo de nuestro cuerpo y articulaciones está formado por colágeno, por lo que su aporte nos ayuda a regenerar su desgaste y envejecimiento, y a mantener en buen estado nuestras articulaciones, huesos, piel y a estar en forma. A este compuesto le hemos añadido Magnesio que es un elemento que participa muy activamente en la formación de todas las proteínas del organismo. Así mismo, su aporte adicional contribuye al funcionamiento normal de los músculos. La piel requiere colágeno para su mantenimiento y para retrasar la aparición de arrugas. El cabello necesita, para estar saludable, unos buenos aportes de colágeno. Las uñas para estar fuertes y sanas necesitan poder disponer de colágeno.

INDICACIONES

Artrosis, osteoporosis, tendinitis, rotura de ligamentos, deterioro de la piel, rotura de vasos sanguíneos (hematomas espontáneos), caída del cabello y uñas frágiles.

MODO DE EMPLEO, según VRN*

Tomar de 6 a 9 comprimidos al día, repartidos en el desayuno y la cena.
Se recomienda ingerir los comprimidos junto con alimentos ricos en vitamina C.

Contenido medio por dosis diaria de:
6 comprimidos (4,3 g): colágeno hidrolizado 3,6 g, magnesio 185 mg (49% VRN*).
9 comprimidos (6,5 g): colágeno hidrolizado 5,4 g, magnesio 278 mg (74% VRN*).

PRESENTACIÓN

Bote de 75 comprimidos.
Bote de 180 comprimidos.
Bote de 450 comprimidos.

*VRN: valores de referencia de nutrientes

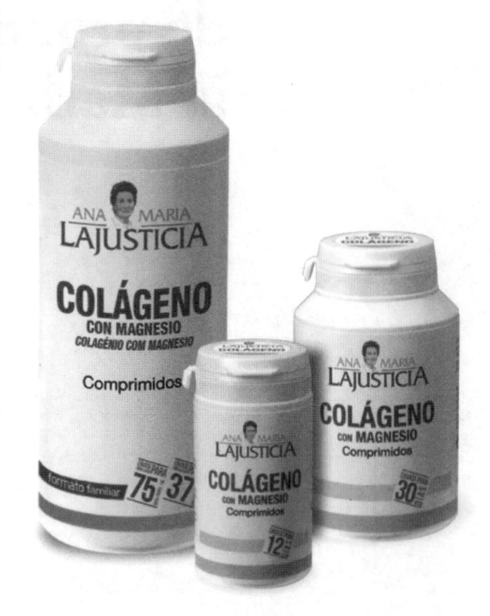

COLÁGENO CON MAGNESIO Y VITAMINA C · sabor cereza

LÍQUIDO

PROPIEDADES

El Colágeno es la proteína más abundante en el cuerpo humano, siendo el constituyente esencial de los cartílagos, tendones, huesos y piel, por lo cual sus necesidades las tenemos a diario.
Todo el tejido conectivo de nuestro cuerpo y articulaciones está formado por Colágeno, por lo que su aporte nos ayuda a regenerar su desgaste y envejecimiento, y a mantener en buen estado nuestras articulaciones, huesos, piel y a estar en forma.
A este compuesto le hemos añadido Magnesio, que tiene un papel fundamental en la formación de las proteínas, como el colágeno.
La Vitamina C interviene muy directamente en la formación de proteínas, por lo tanto, es necesaria para la formación de tejidos, aparte de su efecto antioxidante.

INDICACIONES

Artrosis, osteoporosis, tendinitis, rotura de ligamentos, mantenimiento en perfectas condiciones de tendones, huesos y músculos. Deterioro de la piel, rotura de vasos sanguíneos (hematomas espontáneos), caída del cabello y uñas frágiles.

MODO DE EMPLEO, según VRN*

Tomar 30 ml o 45 ml al día repartidos, en dos o tres dosis de 15 ml cada una. Ingerir las dosis en las principales comidas. Utilice el vasito dosificador que se encuentra insertado en el tapón para una correcta cuantificación de las dosis.

Contenidos medios por dosis diaria de:
30 ml: colágeno hidrolizado 3,6 g, magnesio 92,7 mg (25% VRN*) y vitamina C 12 mg (15% VRN*).
45 ml: colágeno hidrolizado 5,4 g, magnesio 139 mg (37% VRN*) y vitamina C 18 mg (23% VRN*).

PRESENTACIÓN

Botella de 1L.

*VRN: valores de referencia de nutrientes

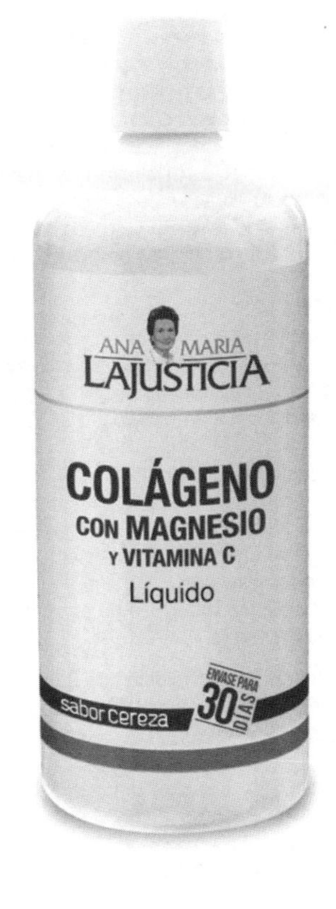

COLÁGENO
CON MAGNESIO

POLVO

PROPIEDADES

El colágeno es la proteína más abundante en el cuerpo humano, siendo el constituyente esencial de los cartílagos, tendones y huesos, por lo cual sus necesidades las tenemos a diario. Todo el tejido conectivo de nuestro cuerpo y articulaciones está formado por colágeno, por lo que su aporte nos ayuda a regenerar su desgaste y envejecimiento, y a mantener en buen estado nuestras articulaciones, huesos, piel y a estar en forma. A este compuesto le hemos añadido Magnesio que es un elemento que participa muy activamente en la formación de todas las proteínas del organismo. Así mismo, su aporte adicional contribuye al funcionamiento normal de los músculos. La piel requiere colágeno para su mantenimiento y para retrasar la aparición de arrugas. El cabello necesita, para estar saludable, unos buenos aportes de colágeno. Las uñas para estar fuertes y sanas necesitan poder disponer de colágeno.

INDICACIONES

Artrosis, osteoporosis, tendinitis, rotura de ligamentos, deterioro de la piel, rotura de vasos sanguíneos (hematomas espontáneos), caída del cabello y uñas frágiles.

MODO DE EMPLEO, según VRN*

POLVO: tomar 3 cucharaditas de postre al día, repartidas en las principales comidas. Este alimento puede tomarse con líquidos y también con purés, yogur, etc. Se recomienda ingerir cada cucharadita junto con alimentos ricos en vitamina C.

Contenidos medios por dosis diaria de 3 cucharaditas de postre (7,5 g): colágeno hidrolizado 6,9 g, magnesio 145 mg (39% VRN*).

STICK: tomar de 1 a 2 sticks al día repartidos en el desayuno y la cena. Mezclados con yogur, agua o cualquier otro líquido.
Se recomienda ingerir los sticks junto con alimentos ricos en vitamina C.

Contenidos medios por dosis diaria de:
1 stick (4,5 g): colágeno hidrolizado 3,4 g y magnesio 152 mg (40% VRN*).
2 sticks (9 g): colágeno hidrolizado 6,9 g y magnesio 303 mg (81% VRN*).
1 stick equivale a 6 comprimidos de colágeno con magnesio.

PRESENTACIÓN

Bote de 350 g.
Estuche de 20 sticks de 4,5 g.

*VRN: valores de referencia de nutrientes

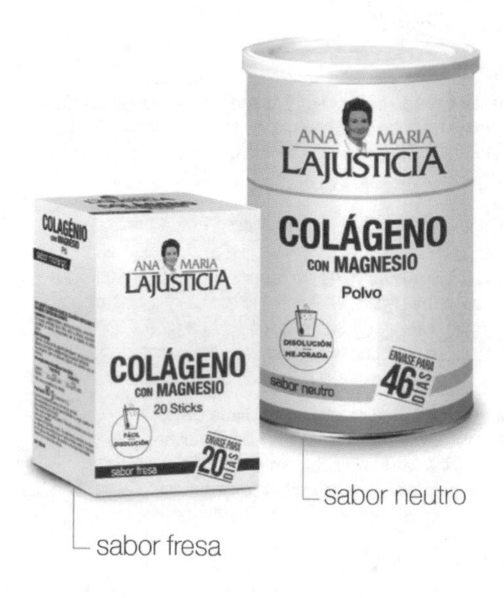

sabor fresa

sabor neutro

COLÁGENO CON MAGNESIO Y VITAMINA C · sabor fresa

POLVO

PROPIEDADES

El Colágeno es la proteína más abundante en el cuerpo humano, siendo el constituyente esencial de los cartílagos, tendones, huesos y piel, por lo cual sus necesidades las tenemos a diario.
Todo el tejido conectivo de nuestro cuerpo y articulaciones está formado por Colágeno, por lo que su aporte nos ayuda a regenerar su desgaste y envejecimiento, y a mantener en buen estado nuestras articulaciones, huesos, piel y a estar en forma.
A este compuesto le hemos añadido Magnesio, que tiene un papel fundamental en la formación de las proteínas, como el colágeno.
La Vitamina C interviene muy directamente en la formación de proteínas, por lo tanto, es necesaria para la formación de tejidos, aparte de su efecto antioxidante.

INDICACIONES

Artrosis, osteoporosis, tendinitis, rotura de ligamentos, mantenimiento en perfectas condiciones de tendones, huesos y músculos. Deterioro de la piel, rotura de vasos sanguíneos (hematomas espontáneos), caída del cabello y uñas frágiles.

MODO DE EMPLEO, según VRN*

Tomar 3 cucharaditas de postre al día, repartidas en las principales comidas. Puede tomarse con líquidos y también con purés de frutas, yogur, etc.

Contenidos medios por dosis diaria de 3 cucharaditas de postre (7,5 g): colágeno hidrolizado 5,2 g, magnesio 241 mg (64% VRN*) y vitamina C 24 mg (30% VRN*).

PRESENTACIÓN

Bote de 350 g.

*VRN: valores de referencia de nutrientes

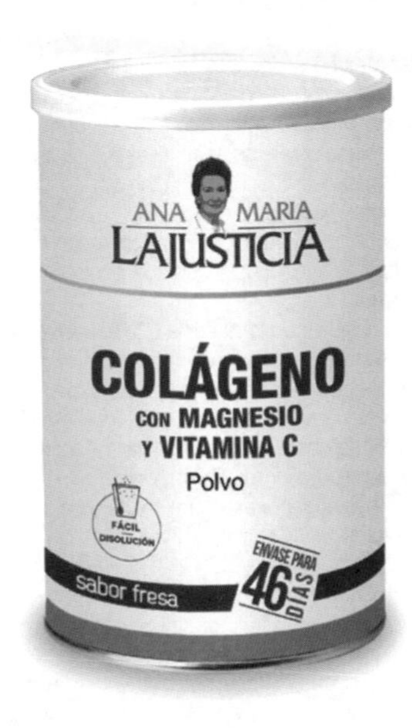

TRIPTÓFANO
CON MAGNESIO + VITAMINA B6 COMPRIMIDOS

PROPIEDADES

El triptófano con magnesio + vitamina B6 es un complemento alimenticio a base de magnesio, L-triptófano y vitamina B6.
El L-triptófano es un aminoácido que se encuentra en las cadenas que conforman las proteínas y, como cualquier otro aminoácido, interviene activamente en la formación de proteínas.
Se obtiene de alimentos como la leche, huevos, pescado, frutos secos, etc. En situaciones normales, con este aporte procedente de dichos alimentos, ya sería suficiente, pero ¿qué ocurre cuando estamos cansados, decaídos, apáticos o falta de concentración? pues que entonces necesitamos un aporte adicional de triptófano.
El L-triptófano es un aminoácido a partir del cual formamos la serotonina que es el neurotransmisor que nos da sosiego y serenidad, y que es el responsable de regular el estado de ánimo, la ira, el estrés, la ansiedad, el apetito, el deseo sexual y la temperatura corporal, entre otros muchos procesos.
El L-triptófano también participa en la formación de la melatonina que es la hormona que nos permite tener un sueño reparador.
El magnesio, al igual que la vitamina B6, ayuda a disminuir el cansancio y la fatiga y contribuye al funcionamiento normal del sistema nervioso, a la función psicológica normal y al metabolismo energético normal.
La vitamina B6 también ayuda a regular la actividad hormonal y contribuye al metabolismo normal de las proteínas y del glucógeno, así como a la formación de los glóbulos rojos.

INDICACIONES

Se recomienda tomar triptófano con magnesio + vitamina B6 en épocas en que nos sentimos **"superados"** por las tareas del día a día; cuando sufrimos puntas de estrés, estamos cansados, decaídos y/o apáticos. También en épocas de **exámenes** por falta de concentración o bien en dietas de adelgazamiento, ya que el triptófano con magnesio + vitamina B6 reduce considerablemente la **ansiedad** y, por tanto, el deseo de picar entre horas.

MODO DE EMPLEO, según VRN*

Tomar 2 comprimidos al día, repartidos en el almuerzo y la cena.

Contenidos medios por dosis diaria de 2 comprimidos (1,7 g): L-triptófano 600 mg, magnesio 160 mg (43% VRN*), vitamina B6 1,4 mg (100% VRN*)

PRESENTACIÓN

Bote de 60 comprimidos.

*VRN: valores de referencia de nutrientes

En caso de embarazo o lactancia consulte con su médico.

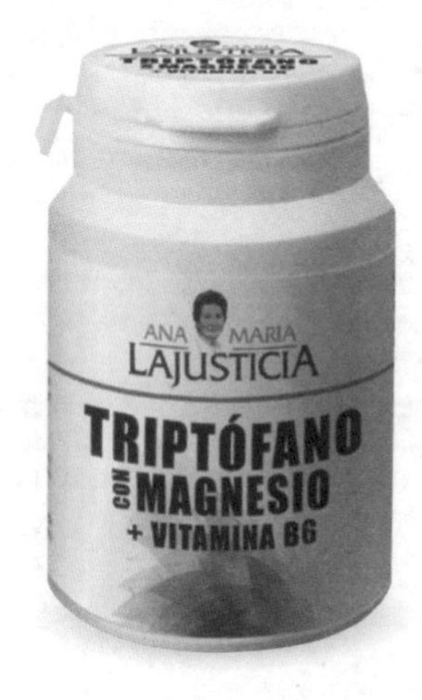

TRIPTÓFANO CON MELATONINA + MAGNESIO Y VITAMINA B6

COMPRIMIDOS

PROPIEDADES

El Triptófano con Melatonina + Magnesio y Vitamina B6 es un complemento alimenticio que contribuye a mejorar el descanso y el ritmo circadiano natural del cuerpo y de la mente.
Es una combinación ideal para el descanso puesto que no solo es una fuente de aporte directo de melatonina exógena, sino que además al combinarlo con el triptófano, el magnesio y la vitamina B6 se estimula la síntesis de serotonina y melatonina endógena.
Además, la melatonina también estimula la producción de la hormona del crecimiento, tiene propiedades antioxidantes y neuro protectoras. Mejora la calidad del sueño y refuerza el sistema inmunológico. La combinación con triptófano ayuda a la producción de ésta dentro del cuerpo.
El magnesio y la vitamina B6 ayudan a la recuperación y el descanso neuromuscular, reduciendo contracturas y relajando los músculos para un descanso mayor.

INDICACIONES

Indicado en situaciones de insomnio, jet lag, y desface horario. También indicado para personas que quieran un complemento substitutivo a un medicamento sedativo.

MODO DE EMPLEO, según VRN*

Tomar de 1 a 2 comprimidos al día después de la cena.

Contenidos medios por dosis diaria de:
1 comprimido (0,85 g): L-triptófano 300 mg, melatonina 0,9 mg, magnesio 79,5 mg (21% VRN*) y vitamina B6 0,7 mg (50% VRN*).
2 comprimidos (1,7 g): L-triptófano 600 mg, melatonina 1,8 mg, magnesio 159 mg (42% VRN*) y vitamina B6 1,4 mg (100% VRN*).

PRESENTACIÓN

Bote de 60 comprimidos.

*VRN: valores de referencia de nutrientes

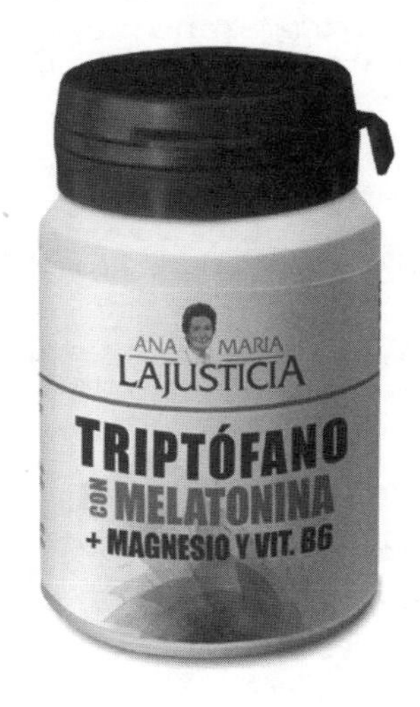

CARBONATO
DE MAGNESIO

COMPRIMIDOS Y POLVO

PROPIEDADES

El magnesio ayuda a disminuir el cansancio y la fatiga.
El magnesio contribuye al equilibrio electrolítico, al metabolismo energético normal y al funcionamiento normal del sistema nervioso y de los músculos.
Además, el magnesio contribuye a la síntesis proteica normal, a la función psicológica normal y al mantenimiento de los huesos y dientes en condiciones normales.
También contribuye al proceso de división celular.
PH alcalino/neutro.
Efecto laxante medio.

INDICACIONES

Estados carentes de magnesio (embarazos, lactancia, pubertad, vejez, ansiedad, calambres, tics, contracturas). Indispensable para mantener en buen estado y reparar el desgaste de los cartílagos, tendones y huesos. También para suplementar las dietas pobres en este elemento.
Se recomienda para contrarrestrar la acidez y en el tratamiento de la hernia de Hiato y en molestias digestivas durante el embarazo.

MODO DE EMPLEO, según VRN*

COMPRIMIDOS: tomar 2 comprimidos al día.
Contenido medio por dosis diaria de 2 comprimidos (1,5 g): magnesio 300 mg (80% VRN*).

POLVO: tomar una cucharadita de café, dos veces al día.
Contenido medio por dosis diaria de 2 cucharaditas de café (1,2 g): magnesio 380 mg (101% VRN*).

PRESENTACIÓN

Bote de 75 comprimidos.
Bote de 180 g.

*VRN: valores de referencia de nutrientes

Indicado cuando se tiene acidez de estómago (si no se tiene acidez, se recomienda tomar con zumos de limón, naranja, yogur o cualquier alimento ácido).

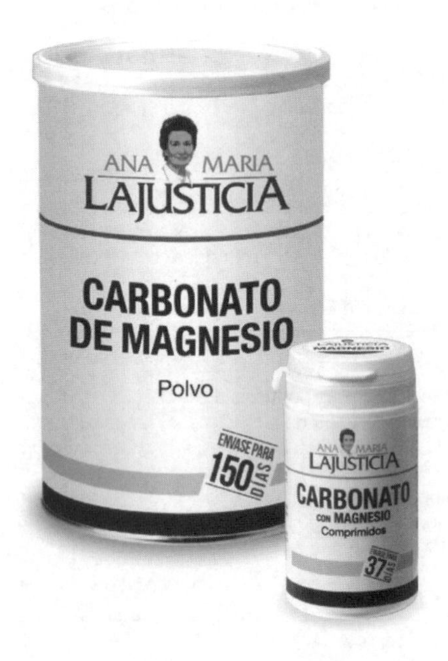

CLORURO DE MAGNESIO

COMPRIMIDOS Y CRISTALIZADO

PROPIEDADES

El magnesio ayuda a disminuir el cansancio y la fatiga.
El magnesio contribuye al equilibrio electrolítico, al metabolismo energético normal y al funcionamiento normal del sistema nervioso y de los músculos.
Además, el magnesio contribuye a la síntesis proteica normal, a la función psicológica normal y al mantenimiento de los huesos y dientes en condiciones normales.
También contribuye al proceso de división celular.
Efecto laxante alto.

INDICACIONES

Estados carentes de magnesio (embarazos, lactancia, pubertad, vejez, ansiedad, calambres, tics, contracturas). Indispensable para mantener en buen estado y reparar el desgaste de los cartílagos, tendones y huesos. También para suplementar las dietas pobres en este elemento. Tiene un efecto laxante fuerte, por lo que está indicado para el restreñimiento crónico y ocasional.

MODO DE EMPLEO, según VRN*

COMPRIMIDOS: tomar 4 comprimidos al día, repartidos en las tres principales comidas.
Contenido medio por dosis diaria de 4 comprimidos (2,2 g): magnesio 340 mg (91% VRN*).

CRISTALIZADO: Una cucharadita de postre al día (disuelta en agua, zumo de naranja o de limón).
Contenido medio por dosis diaria de 1 cucharadita de postre (2,5 g): magnesio 300 mg (80% VRN*).

PRESENTACIÓN

Bote de 147 comprimidos.
Bote de 400 g.

*VRN: valores de referencia de nutrientes

Asegúrese que el envase queda bien cerrado y en un lugar fresco y seco, para evitar que el producto cambie su aspecto (a líquido o apelmazado).
Si esto ocurre, las características organolépticas y terapéuticas del productos siguen siendo las mismas.
No indicado para personas con acidez de estomago, reflujo etc. En estos casos, se recomienda tomar el Carbonato de magnesio.

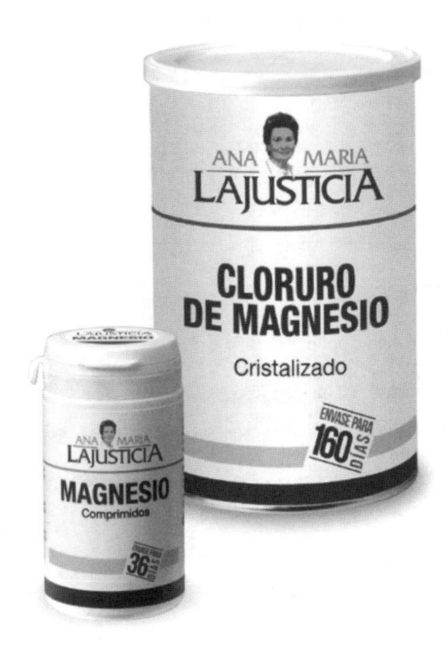

LACTATO
DE MAGNESIO

COMPRIMIDOS Y POLVO

PROPIEDADES

El magnesio ayuda a disminuir el cansancio y la fatiga.
El magnesio contribuye al equilibrio electrolítico, al metabolismo energético normal y al funcionamiento normal del sistema nervioso y de los músculos.
Además, el magnesio contribuye a la síntesis proteica normal, a la función psicológica normal y al mantenimiento de los huesos y dientes en condiciones normales.
También contribuye al proceso de división celular.
Efecto laxante bajo.

INDICACIONES

Estados carentes de magnesio (embarazos, lactancia, pubertad, vejez, ansiedad, calambres, tics, contracturas). En dietas pobres en este elemento.
Indicado en personas con sensibilidad digestiva, colon irritable, en procesos diarreicos y en niños.
Este preparado esta indicado para aquellas personas que, por diversos motivos, no encuentran adecuadas otras presentaciones del magnesio.

MODO DE EMPLEO, según VRN*

COMPRIMIDOS: tomar entre 4 y 6 comprimidos al día, repartidos en las tres principales comidas.
Contenido medio por dosis diaria de:
4 comprimidos (2,2 g): magnesio 177 mg (47% VRN*)
6 comprimidos (3,3 g): magnesio 265 mg (71% VRN*)

POLVO: una cucharadita de postre al día (disuelta en agua, zumo de naranja o de limón).
Contenido medio por dosis diaria de 1 cucharadita de postre (2,5 g): magnesio 300 mg (80% VRN*)

PRESENTACIÓN

Bote de 300 g.
Bote de 109 comprimidos.

*VRN: valores de referencia de nutrientes

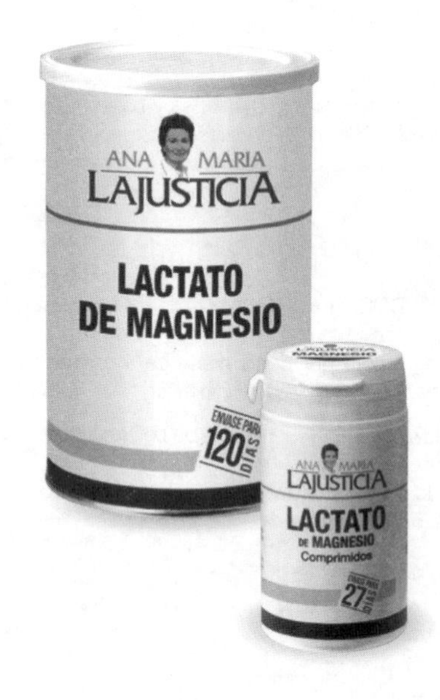

MAGNESIO TOTAL · sabor limón LÍQUIDO

PROPIEDADES

El magnesio ayuda a disminuir el cansancio y la fatiga.
El magnesio contribuye al equilibrio electrolítico, al metabolismo energético normal y al funcionamiento normal del sistema nervioso y de los músculos.
Además, el magnesio contribuye a la síntesis proteica normal, a la función psicológica normal y al mantenimiento de los huesos y dientes en condiciones normales.
También contribuye al proceso de división celular.

INDICACIONES

Estados carentes de magnesio (embarazos, lactancia, pubertad, vejez, ansiedad, calambres, tics, contracturas). En dietas pobres en este elemento. Este preparado está indicado para aquellas personas que, por diversos motivos, no encuentran adecuadas otras presentaciones del magnesio.

MODO DE EMPLEO, según VRN*

Tomar una cucharada sopera al día (10 ml).

Contenido medio por dosis diaria de 1 cucharada sopera (10 ml): magnesio 335 mg (89% VRN*).

PRESENTACIÓN

Frasco de 200 ml.

* VRN: valores de referencia de nutrientes

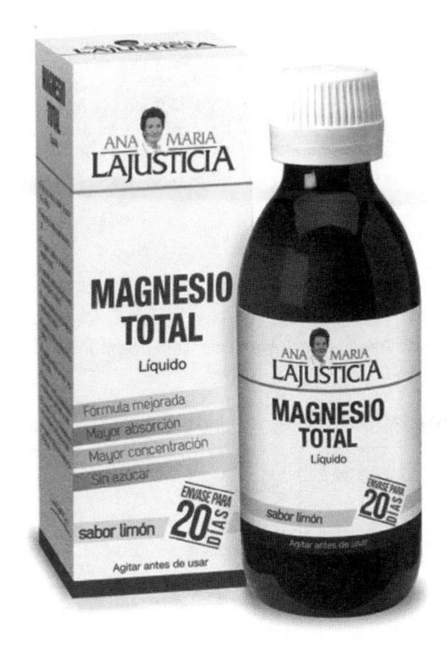

MAG-MAST®

COMPRIMIDOS MASTICABLES

PROPIEDADES

Mag-Mast® es un antiácido natural compuesto por carbonato de magnesio con aroma a nata y sin azúcar.
Tiene dos funciones principales: actúa como antiácido gástrico y aporta magnesio de forma natural. Su presentación en tamaño "pocket" es atractiva, fácil de llevar y en formato masticable.

INDICACIONES

Indicado cuando se tiene acidez gástrica y en estados carentes de magnesio (embarazo, lactancia, pubertad, vejez, ansiedad, calambres, tics, contracturas, etc.). También para suplementar las posibles carencias provocadas por dietas como las de adelgazar, exceso de colesterol, etc. Indispensable para mantener un buen estado y reparar el desgaste de los cartílagos, tendones y huesos.

MODO DE EMPLEO, según VRN*

Tomar 3 comprimidos al día, después de las 3 principales comidas.

Contenido medio por dosis diaria de 3 comprimidos (2 g): magnesio 300 mg (80% VRN*).

PRESENTACIÓN

Dispensador de 36 comprimidos.

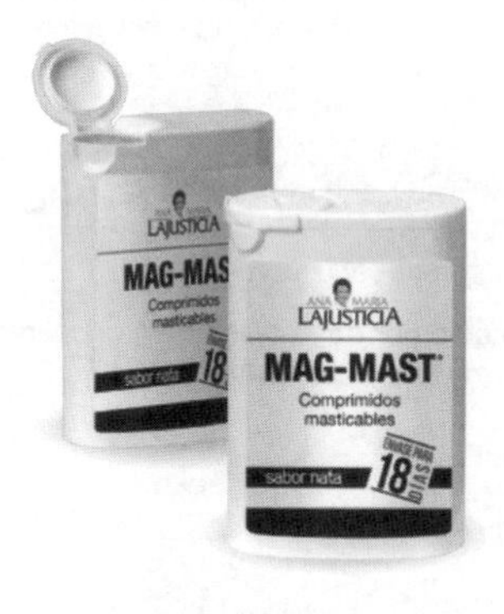

*VRN: valores de referencia de nutrientes

LECITINA
DE SOJA

PERLAS Y GRANULADA

PROPIEDADES

Complemento alimenticio a base de Lecitina de Soja.
La lecitina es el fosfolípido que da flexibilidad a las membranas de todos los seres vivos y, también, es la molécula que esterificando el colesterol, lo conduce hacia el hígado. Además es emulsionante de las grasas, favoreciendo su digestión y su dispersión en la sangre, evitando la formación de ateromas e incluso disolviendo los ya existentes. La lecitina es el alimento que aporta fósforo y colina.

INDICACIONES

Personas con arteriosclerosis y mala circulación arterial. Estudiantes y todos los que realizan trabajo intelectual. En cualquier tipo de agotamiento físico y mental. Personas con problemas hepáticos y vesícula biliar.
Indicado para personas que siguen dietas reductoras de colesterol y como alimento para mejorar la memoria.

MODO DE EMPLEO

GRANULADO: tomar de 2 a 3 cucharaditas de postre al día, ingeridas directamente con algún líquido o bien mezcladas con yogurt, etc. En caso de triglicéridos o colesterol alto, tomar 3 cucharaditas de postre al día.
Contenidos medios por dosis diaria:
2 cucharaditas: lecitina de soja 7 g
3 cucharaditas: lecitina de soja 10,5 g

PERLAS: tomar de 6 a 9 perlas al día, repartidas entre las 3 principales comidas.
Contenidos medios por dosis diaria de:
6 perlas (4,4 g): lecitina de soja 4,4 g
9 perlas (6,6 g): lecitina de soja 6,6 g

PRESENTACIÓN

Bote de 500 g.
Bote de 90 perlas.
Bote de 300 perlas.

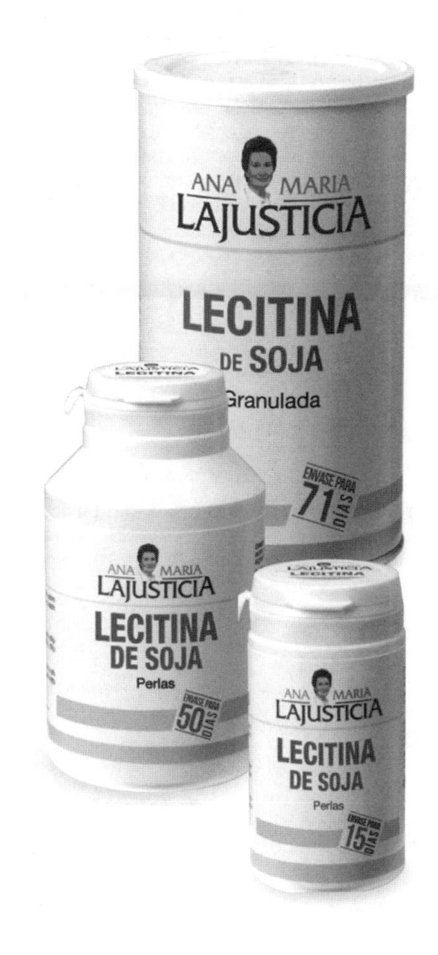

ISOFLAVONAS
CON MAGNESIO + VITAMINA E

CÁPSULAS

PROPIEDADES

Las isoflavonas son una serie de compuestos que por su estructura química pertenecen a un grupo de sustancias de origen vegetal, a las que se les atribuye similitudes funcionales con los estrógenos, por lo que son aconsejables en la menopausia. En algunos casos, el fin de la función menstrual, puede influir en el deterioro de los tejidos, incluidos los del esqueleto. Como es conocido, una de las propiedades del magnesio es detener ese deterioro, razón por la que se ha incorporado ese elemento al preparado. La vitamina E, por su efecto antioxidante y antienvejecimiento, ayuda a mantener la elasticidad de las arterias y favorece la circulación.

INDICACIONES

Trastornos asociados a la menopausia: prevención de la osteoporosis, sofocos, sudoración excesiva, ansiedad, piel seca, cambios de humor, etc.

MODO DE EMPLEO, según VRN*

Tomar una cápsula al día, preferentemente por la mañana.

Contenidos medios por dosis diaria de 1 cápsula (488,5 mg): magnesio 57,8 mg (15% VRN*), vitamina E 3,4 mg α-TE (28% VRN*), extracto de soja 100 mg, del cual isoflavonas de soja 40 mg.

PRESENTACIÓN

Bote de 30 cápsulas.

*VRN: valores de referencia de nutrientes

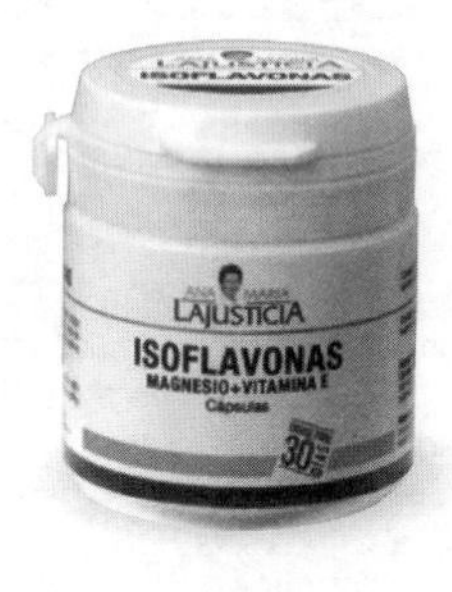

LEVADURA DE CERVEZA COMPRIMIDOS

PROPIEDADES

Una de las fuentes más ricas en vitaminas del grupo B y en proteínas de alto valor biológico. Contiene aminoácidos esenciales, indispensables para la vida humana y necesarios para la producción de los glóbulos rojos y blancos. Además de contener fibra, minerales y probióticos.

INDICACIONES

Depurativo de la sangre. Al ser rica en fibra, ayuda a prevenir el estreñimiento y la digestión y, participa en la reconstrucción de la flora intestinal.
Indicado durante el crecimiento, en la tercera edad, estados de agotamiento, físico y psíquico y en los problemas de la piel y mucosas. Embarazo, convalecencia, estados de ansiedad, anemias, etc.
Complemento para las dietas vegetarianas y las carentes en vitamina B y E. También para deportistas por su fuente natural en energía.

MODO DE EMPLEO, según VRN*

Tomar de 4 a 8 comprimidos al día.

LEVADURA DE CERVEZA
Contenidos medios por dosis diaria de:
4 comprimidos: levadura de cerveza 3 g
8 comprimidos: levadura de cerveza 6 g

LEVADURA DE CERVEZA CON GERMEN DE TRIGO Y TIAMINA
Contenidos medios por dosis diaria de:
4 comprimidos (3,4 g): levadura de cerveza 2 g, germen de trigo 0,84 g, tiamina 0,25 mg (23 % VRN*).
8 comprimidos (6,8 g): levadura de cerveza 4 g, germen de trigo 1,68 g, tiamina 0,50 mg (46% VRN*).

PRESENTACIÓN

Levadura de cerveza: bote de 80 y 280 comprimidos.

Levadura de cerveza con germen de trigo y tiamina: bote de 80 comprimidos.

*VRN: valores de referencia de nutrientes

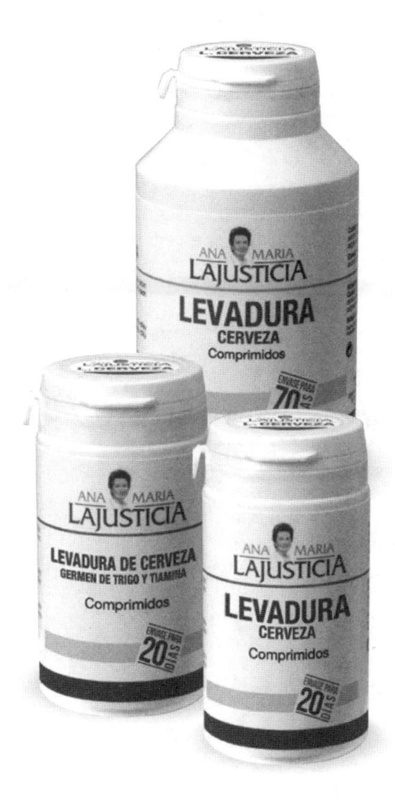

ACEITE
GERMEN DE TRIGO

PERLAS

PROPIEDADES

El aceite germen de trigo es rico en vitamina E. Es un antioxidante que favorece la eliminación de radicales libres e interviene en el mantenimiento y flexibilidad de las paredes celulares.
Mejora el estado de las arterias, ya que es rico en ácidos grasos poliinsaturados.

INDICACIONES

Indicado para mejorar el estado de la piel y las mucosas (sequedad, psoriasis, etc.).
Complemento antiaging.
Personas que quieran mejorar el perfil lipídico, la salud de las arterias y una buena cicatrización de heridas.
También indicado en personas poco fértiles debido al mal estado del esperma.

MODO DE EMPLEO, según VRN*

Tomar de 4 a 8 perlas al día, con las comidas.

Contenidos medios por dosis diaria de:
4 perlas (2,8 g): vitamina E 8,8 mg (73% VRN*), ácidos grasos insaturados 1,7 mg.
8 perlas (5,6 g): vitamina E 18 mg (145% VRN*), ácidos grasos insaturados 3,4 mg.

PRESENTACIÓN

Bote de 90 perlas.

*VRN: valores de referencia de nutrientes

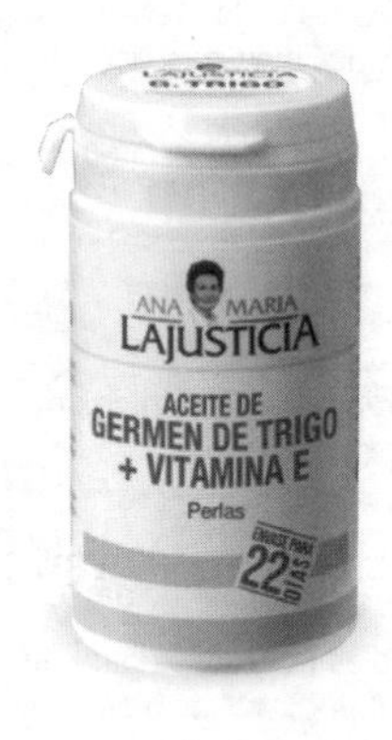

ACEITE
ONAGRA + VITAMINA E

PERLAS

PROPIEDADES

Complemento alimenticio con aceite de Onagra y rico en vitamina E y en ácidos grasos poliinsaturados. La vitamina E contribuye a la protección de las células frente al daño oxidativo.
Esta planta originaria de América del Norte y que se da también en Europa, forma unas semillas que contienen un 25% de aceite, cuya cualidad más preciada es su riqueza en ácido linoleico y también, en menor cantidad, en ácido linolénico. Es decir, los ácidos grasos a partir de los cuales el organismo forma el araquidónico, que a su vez es el precursor de las prostaciclinas que hacen compatible la sangre con el endotelio de las arterias. Estos ácidos poliinsaturados son también necesarios en la composición de las membranas celulares a las que proporcionan elasticidad.

INDICACIONES

Problemas circulatorios, tromboflebitis y mantenimiento en buen estado de los tejidos en general.
También en problemas asociados con la menopausia y dolores menstruales.

MODO DE EMPLEO

Tomar 2 perlas al día, preferentemente por la mañana.

Contenido medio por dosis diaria de 2 perlas (1,4 g): aceite de onagra 1000 mg, vitamina E 20 mg α-TE (167% VRN*).

PRESENTACIÓN

Bote de 275 perlas.

*VRN: valores de referencia de nutrientes

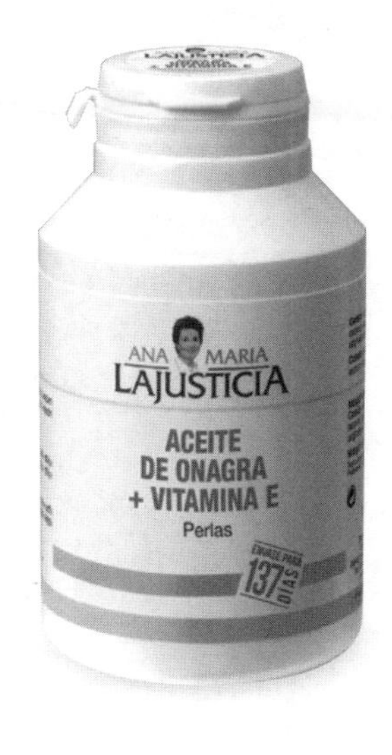

ACEITE HÍGADO BACALAO

PERLAS

PROPIEDADES

Complemento alimenticio rico en vitamina A y D, así como en ácidos grasos poliinsaturados. La vitamina A es constituyente de la púrpura visual de la retina y contribuye al mantenimiento de las mucosas, la piel y la visión en condiciones normales. Las vitaminas A y D contribuyen al funcionamiento normal del sistema inmunitario. La vitamina D contribuye a la absorción y utilización normal del calcio y el fósforo. Es rico en ácidos grasos omega-3.

INDICACIONES

Estados de raquitismo, ceguera nocturna y cataratas.
Problemas en la piel y toda clase de mucosas (garganta, pulmones, tracto digestivo, vejiga, etc.).
Esencial para el crecimiento y mantenimiento de los huesos. Controla y regula las menstruaciones abundantes.

MODO DE EMPLEO, según VRN*

Tomar 3 perlas al día, repartidas en las tres principales comidas.

Contenido medio por dosis diaria de 3 perlas (2 g): vitamina A 270 µg (34% VRN*) y vitamina D 2,3 µg (46% VRN*).

PRESENTACIÓN

Bote de 90 perlas.

*VRN: valores de referencia de nutrientes

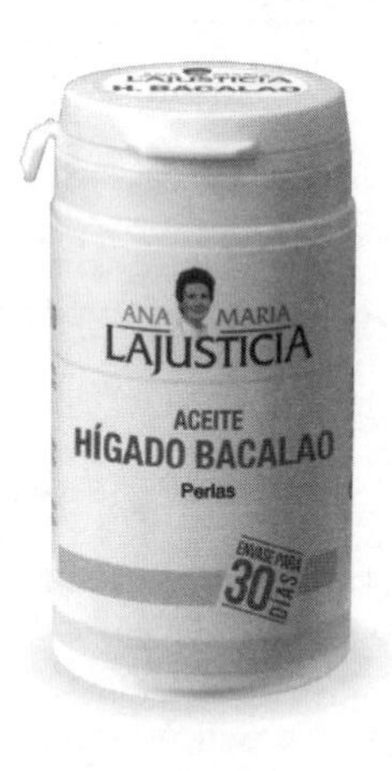

ALGAS · sabor limón

COMPRIMIDOS

PROPIEDADES

Complemento alimenticio rico en oligoelementos, sales minerales (yodo, potasio, bromo, cloro, calcio, hierro, sílice), vitaminas y provitaminas A y D. El yodo es indispensable para la formación de las hormonas tiroideas T3 y T4 o tiroxina, y ésta interviene e n la combustión de los hidratos de carbono y las grasas. Su carencia conduce al bocio y a trastornos de la tiroides. También tiene un papel importante en la eliminación de líquidos y en el peristaltismo intestinal. Complementa eficazmente las dietas pobres en pescado.

INDICACIONES

Estados carentes de iodo y oligoelementos.
Personas que quieran mejorar su peso y grasa corporal. También para mejorar la celulitis, ya que mejora la retención de agua, es depurativo y diurético.
Indicado especialmente para personas con hipotiroidismo no medicado, o personas que son sedentarias y tienen un metabolismo basal bajo.

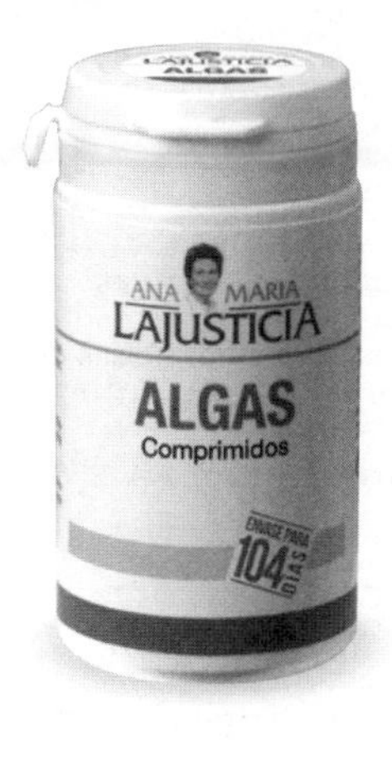

MODO DE EMPLEO

Tomar 1 comprimido al día.
Se recomienda tomarlo con abundante agua.

Contenidos medios por dosis diarias de 1 comprimido (450 mg): algas fucus polvo 32 mg, extracto seco de algas fucus 100 mg.

PRESENTACIÓN

Bote de 104 comprimidos.

ESPIRULINA

COMPRIMIDOS

PROPIEDADES

Complemento alimenticio vegetal rico en minerales y proteínas de alto valor biológico.
La clorofila también tiene propiedades de desintoxicación, uniéndose a las toxinas y a los metales pesados, eliminándolos del cuerpo.

INDICACIONES

Por su elevada proporción en minerales, proteínas y vitaminas, constituye un suplemento alimenticio para deportistas, ancianos, niños, etc.
Favorece la acción peristáltica aliviando el estreñimiento, y normalizando la secreción de ácidos digestivos apaciguando el tracto digestivo (clorofila).
Recomendado para personas que siguen una dieta vegetariana y baja en calorías.

MODO DE EMPLEO

Tomar de 6 a 8 comprimidos al día, con las comidas.

Contenidos medios por dosis diaria de:
6 comprimidos (2,4 g): espirulina 2142 mg, proteínas 1,4 mg.
8 comprimidos (3,2 g): espirulina 2856 mg, proteínas 1,9 mg.

PRESENTACIÓN

Bote de 160 comprimidos.

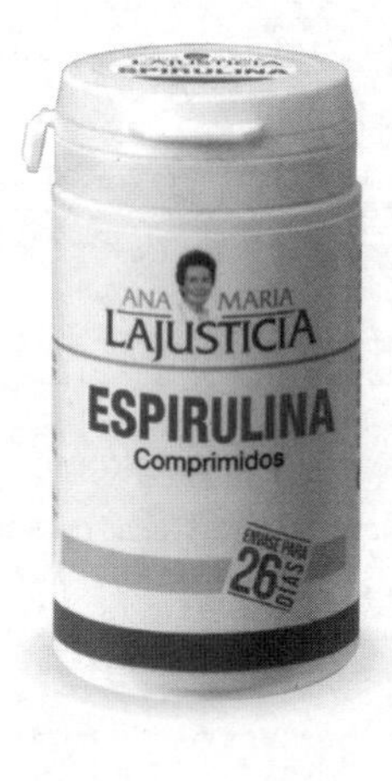

COMPLEMENTO ALIMENTICIO
A BASE DE MIEL Y HIERRO

PROPIEDADES

El hierro es imprescindible para la formación de la hemoglobina y de enzimas. Las necesidades de este elemento varían según el género, siendo mayor en las mujeres, debido a la menstruación. Este producto aporta miel con alto contenido en sales orgánicas de hierro, de fácil asimilación.

INDICACIONES

Estados carentes del mineral hierro (anemia ferropénica), en el crecimiento, embarazo y posparto.
Personas que siguen una dieta vegetariana y baja en calorías o practican deporte.

MODO DE EMPLEO, según VRN*

Una cucharadita de café al día.
Se recomienda ingerir junto con alimentos ricos en vitamina C.

Contenido medio por dosis diaria de 1 cucharadita de café (4,5 g): miel de brezo 4,4 g, hierro 14 mg (100% *VRN).

PRESENTACIÓN

Bote de 135 g.

*VRN: valores de referencia de nutrientes

Cerrar el bote herméticamente y conservar en un lugar fresco y seco.

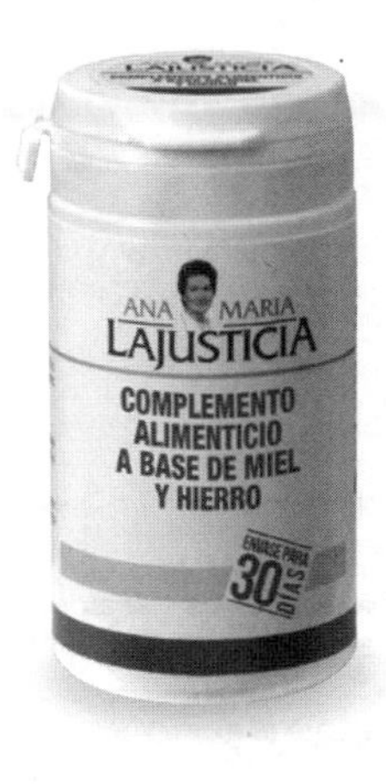

COMPLEMENTO ALIMENTICIO

A BASE DE MIEL Y JALEA REAL

PROPIEDADES

Complemento alimenticio rico en vitaminas del grupo B (B1, B2, B3, B6 y B12), hierro, fósforo y calcio, de vital importancia en los procesos metabólicos y para el correcto equilibrio del organismo. Tiene un papel destacado en la estructura de los huesos, cartílagos y tejido conjuntivo. Revitalizante y tónico general.

Con propiedades protectoras y defensivas del organismo, gracias al ácido hidroxidecanoico (HDA), único de la Jalea Real.

Aporta miel de romero, con propiedades balsámicas, antisépticas, pectorales, beneficiosa para la mente y cicatrizante.

INDICACIONES

Temporadas de cansancio, decaimiento, falta de energía y desánimo.

Personas con tendencia a resfriarse o en temporadas de invierno. También en épocas de exámenes y gran esfuerzo intelectual.

MODO DE EMPLEO

Tomar 1 ó 2 cucharaditas de postre al día, preferentemente por las mañanas.

Contenidos medios por dosis diaria de:

1 cucharadita de café (4,5 g): miel de romero 4,13 g, jalea real fresca 0,37 g.

2 cucharaditas de café (9 g): miel de romero 8,27 g, jalea real fresca 0,73 g.

PRESENTACIÓN

Bote de 135 g.

Cerrar el bote herméticamente y conservar en un lugar fresco y seco.

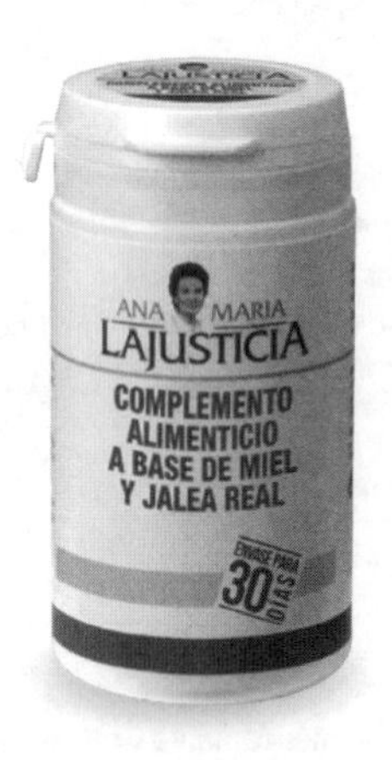

JALEA REAL
LIOFILIZADA

COMPRIMIDOS

PROPIEDADES

Complemento alimenticio rico en vitaminas del grupo B (B1, B2, B3, B6 y B12), hierro, fósforo y calcio, de vital importancia en los procesos metabólicos y el correcto equilibrio del organismo. Tiene un papel destacado en la estructura de los huesos, cartílagos y tejido conjuntivo.
Esta variedad de jalea es tres veces más concentrada que la jalea real fresca. También es antioxidante.

INDICACIONES

Temporadas de cansancio, decaimiento, falta de energía y desánimo.
Personas con tendencia a resfriarse o en temporadas de invierno. También en épocas de exámenes y gran esfuerzo intelectual.

MODO DE EMPLEO

Tomar 1 ó 2 cápsulas al día, preferentemente por la mañana.

Contenidos medios por dosis diaria de:
1 cápsula (0,47 g): jalea real 300 mg.
2 cápsulas (0,95 g): jalea real 600 mg.

PRESENTACIÓN

Bote de 60 cápsulas.

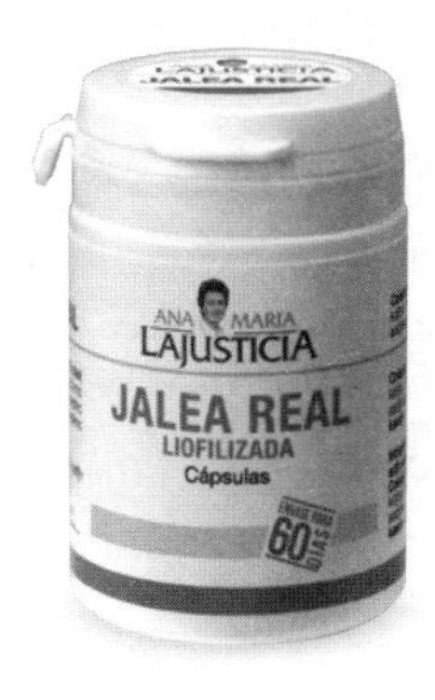

POLEN
CON JALEA REAL

CÁPSULAS

PROPIEDADES

El polen es rico en caroteno-pro-vitamina A (betacarotenos), vitaminas, oligoelementos, aminoácidos, enzimas, fitoesteroles y antioxidantes. Se le considera como un "súper alimento" por sus nutrientes.
La jalea real es energética, revitalizante, estimulante y tónico general.

INDICACIONES

Estados de decaimiento, en el crecimiento rápido, agotamiento físico y mental. Al ser vigorizante y reconstituyente, ayuda a combatir el cansancio, la astenia, y el decaimiento.
Mejora el tono de la piel; reduce la inflamación y la frecuencia de la micción de la próstata.
Complementa las dietas pobres en grasas animales, por su aporte de pro-vitaminas.
Indicado para deportistas y vegetarianos.

MODO DE EMPLEO

Tomar 2 ó 3 cápsulas al día, preferentemente por la mañana.

Contenidos medios por dosis diaria de:
2 cápsulas (0,79 g): polen 580 mg, jalea real liofilizada 20 mg.
3 cápsulas (1,18 g): polen 870 mg, Jalea real liofilizada 20 mg.

PRESENTACIÓN

Bote de 60 cápsulas.

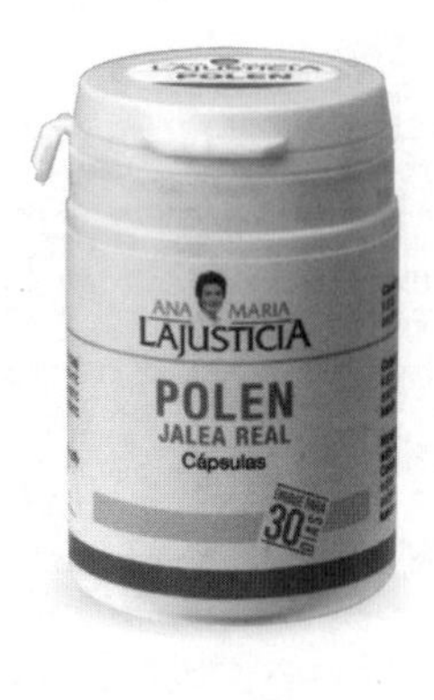

GINSENG
CON JALEA REAL

CÁPSULAS

PROPIEDADES

El Ginseng con Jalea Real, por su riqueza en vitaminas del grupo B (B1, B2, B3 y B6), es estimulante y tónico en general. Una combinación perfecta de nutrientes con múltiples propiedades beneficiosas que ayudan a complementar la dieta.

INDICACIONES

Temporadas de cansancio, decaimiento, falta de energía y desánimo.
Personas con tendencia a resfriarse o en temporadas de invierno. También en épocas de exámenes y gran esfuerzo intelectual.

MODO DE EMPLEO

Tomar 1 ó 2 cápsulas al día, preferentemente por la mañana.

Contenidos medios por dosis diaria de:
1 cápsula (0,49 g): ginseng 200 mg, jalea real 200 mg.
2 cápsulas (0,99 g): ginseng 400 mg, Jalea real 400 mg.

PRESENTACIÓN

Bote de 60 cápsulas.

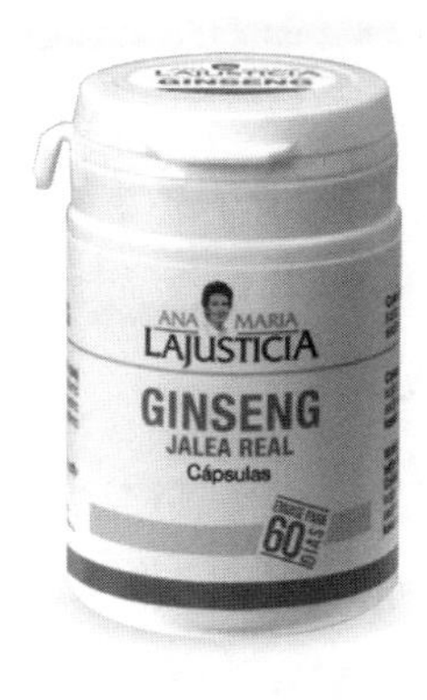

La marca amlsport® nace de la experiencia de más de 30 años de Ana M.ª Lajusticia al observar, a lo largo del tiempo, a muchos jóvenes de entre 25 y 45 años con problemas dolorosos, muchas veces ocasionados por un desgaste sufrido en la práctica del deporte y una incorrecta alimentación.

Los complementos alimenticios amlsport® tienen como objetivo ayudar a mejorar el rendimiento, manteniendo en perfectas condiciones cartílagos, tendones, ligamentos, huesos, músculos... y prevenir futuros problemas, como pueden ser lesiones que perduran en el tiempo, debido a esa falta de mantenimiento que no se le ha hecho a nuestro esqueleto.

Porque cuando caminas, corres, saltas, nadas o pedaleas, no lo haces sólo con los pies... lo haces con tus tobillos, tus rodillas, tus brazos, con tu columna vertebral... amlsport® es el complemento perfecto para poder desarrollar cualquier actividad física, sin hacer sufrir a ninguna de tus articulaciones.

Un consejo...

Un buen ejercicio físico empieza por una correcta alimentación a base de proteínas, hidratos de Carbono, vitaminas y minerales en las 3 principales comidas.

COLÁGENO CON MAGNESIO + VIT.C + VIT.B1, B2 y B6

sabor fresa

POLVO

PROPIEDADES

El colágeno es la proteína más abundante en el cuerpo humano, siendo el constituyente esencial de los cartílagos, tendones, huesos y piel, por lo cual sus necesidades las tenemos a diario. Las proteínas contribuyen a conservar la masa muscular. A este compuesto le hemos añadido:

- Magnesio, que tiene un papel fundamental en la formación de las proteínas.
- Vitamina C que interviene muy directamente en la formación de proteínas, por lo tanto, es necesaria para la formación de tejidos, aparte de su efecto antioxidante.
- Vitaminas del complejo B que contribuyen al funcionamiento normal del sistema inmunitario, y ayudan a disminuir el cansancio y la fatiga. La vitamina B1 contribuye al funcionamiento normal del corazón y del sistema nervioso y, a tener un metabolismo energético adecuado. La vitamina B2 contribuye al mantenimiento de los glóbulos rojos y al metabolismo normal del hierro. También protege las células frente al daño y estrés oxidativo inducido por el ejercicio. La vitamina B6 ayuda a regular la actividad hormonal, contribuye al metabolismo normal de las proteínas y del glucógeno y a la formación normal de los glóbulos rojos.

INDICACIONES

Rotura de ligamentos, tendinitis, sobrecarga muscular, mantenimiento en perfectas condiciones de tendones, ligamentos, huesos y músculos.
Artrosis y osteoporosis, deterioro de la piel, rotura de vasos sanguíneos (hematomas espontáneos), caída del cabello y unas frágiles.

MODO DE EMPLEO, según VRN*

Tomar 3 cucharaditas de postre al día, repartidas en las principales comidas. Puede tomarse con líquidos y también con purés de frutas, yogur, etc.

Contenidos medios por dosis diaria de 3 cucharaditas de postre (7,5 g):
Colágeno hidrolizado 5,2 g, magnesio 240 mg (64% VRN*), vitamina C 24 mg (30% VRN*), tiamina 0,33 mg (30% VRN*), riboflavina 0,42 mg (30% VRN*) y vitamina B6 0,42 mg (30% VRN*).

PRESENTACIÓN

Bote de 350 g.

*VRN: valores de referencia de nutrientes

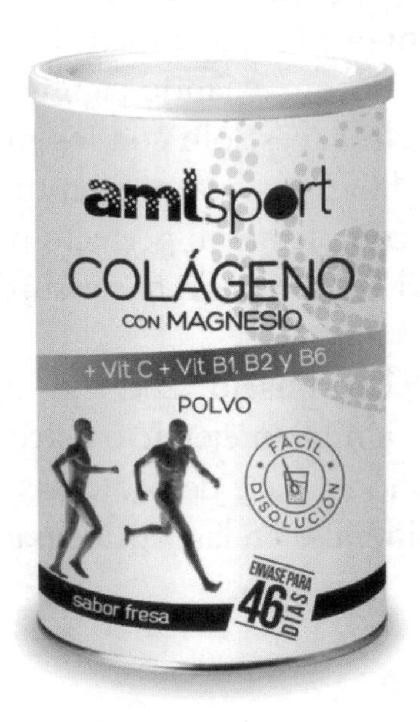

COLÁGENO
CON MAGNESIO

COMPRIMIDOS

PROPIEDADES

El colágeno es la proteína más abundante en el cuerpo humano, siendo el constituyente esencial de los cartílagos, tendones, huesos (90%) y piel (70%).
Todo el tejido conectivo de nuestro cuerpo y articulaciones también está formado por la proteína colágeno.
Las proteínas contribuyen a conservar la masa muscular y al mantenimiento de los huesos en condiciones normales.
El magnesio contribuye a la síntesis normal de proteínas, como el colágeno.
El magnesio también contribuye al funcionamiento normal de los músculos y el sistema nervioso y ayuda a disminuir el cansancio y la fatiga.

INDICACIONES

Rotura de ligamentos, tendinitis, sobrecarga muscular, mantenimiento en perfectas condiciones de tendones, ligamentos, huesos y músculos.
Artrosis y osteoporosis, deterioro de la piel, rotura de vasos sanguíneos (hematomas espontáneos), caída del cabello y uñas frágiles.

MODO DE EMPLEO, según VRN*

Tomar de 6 a 9 comprimidos al día, repartidos en el desayuno y la cena.
Se recomienda ingerir los complementos junto con alimentos ricos en vitamina C.

Contenido medio por dosis diaria de:
6 comprimidos (4,3 g): colágeno hidrolizado 3,6 g, magnesio 185 mg (49% VRN*).
9 comprimidos (6,5 g): colágeno hidrolizado 5,4 g, magnesio 278 mg (74% VRN*).

PRESENTACIÓN

Bote de 270 comprimidos.

*VRN: valores de referencia de nutrientes

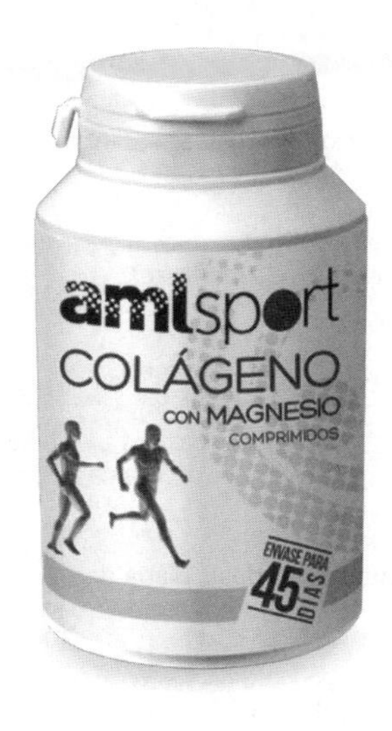

COLÁGENO CON MAGNESIO + VIT.C

sabor fresa

POLVO

PROPIEDADES

El colágeno es la proteína más abundante en el cuerpo humano, siendo el constituyente esencial de los cartílagos, tendones, huesos (90%) y piel (70%).
Las proteínas contribuyen a conservar la masa muscular y al mantenimiento de los huesos en condiciones normales.
El magnesio contribuye a la síntesis normal de proteínas, como el colágeno.
El magnesio también contribuye al funcionamiento normal de los músculos y el sistema nervioso y ayuda a disminuir el cansancio y la fatiga.
La vitamina C contribuye al funcionamiento normal del sistema inmunitario durante el ejercicio físico intenso y después de este, y ayuda a disminuir el cansancio y la fatiga.

INDICACIONES

Rotura de ligamentos, tendinitis, sobrecarga muscular, mantenimiento en perfectas condiciones de tendones, ligamentos, huesos y músculos.
Artrosis y osteoporosis, deterioro de la piel, rotura de vasos sanguíneos (hematomas espontáneos), caída del cabello y uñas frágiles.

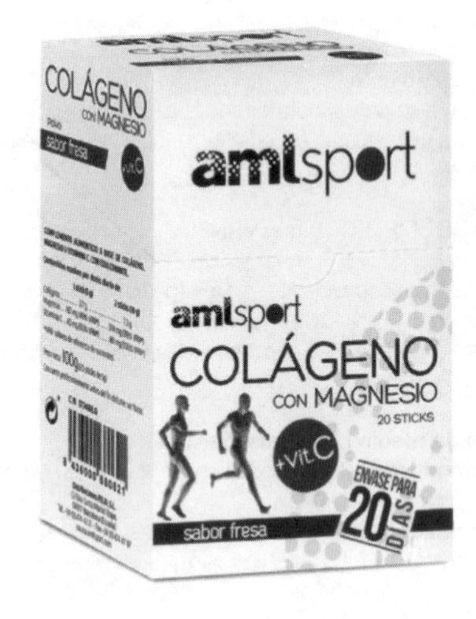

MODO DE EMPLEO, según VRN*

Tomar de 1 a 2 sticks al día repartidos en el desayuno y la cena. Mezclados con yogurt o diluidos en agua o cualquier otro líquido.

Contenido medio por dosis diaria de:
1 stick (5 g): colágeno hidrolizado 3,7 g, magnesio 187 mg (49% VRN*) y vitamina C 40 mg (50% VRN*).
2 sticks (10 g): colágeno hidrolizado 7,3 g, magnesio 374 mg (99% VRN*) y vitamina C 80 mg (100% VRN*).
1 stick equivale a 6 comprimidos de colágeno con magnesio.

PRESENTACIÓN

Estuche 20 sticks de 5 g.

*VRN: valores de referencia de nutrientes

MAGNESIO TOTAL

sabor limón

GEL

PROPIEDADES

El magnesio contribuye al mantenimiento normal de los huesos, al funcionamiento normal de los músculos, ayuda a disminuir el cansancio y la fatiga. Además, contribuye al metabolismo energético normal, al funcionamiento normal del sistema nervioso, al equilibrio electrolítico, a la síntesis proteica normal, a la función psicológica normal y al proceso de división celular.

INDICACIONES

Indicado para ayudar a disminuir la aparición de calambres, tics y contracturas.
Ayuda al equilibrio electrolítico normal y a la relajación muscular.

MODO DE EMPLEO, según VRN*

Tomar 1 sobre bebible (20 ml) antes, durante y/o después de la práctica del ejercicio físico.
1 sobre bebible (20 ml) aporta el 50% de las VRN* de magnesio.

Contenidos medios por dosis diaria de 1 sobre bebible (20 ml): magnesio 188 mg (50% VRN*).

PRESENTACIÓN

Estuche con 12 sobres bebibles.

*VRN: valores de referencia de nutrientes

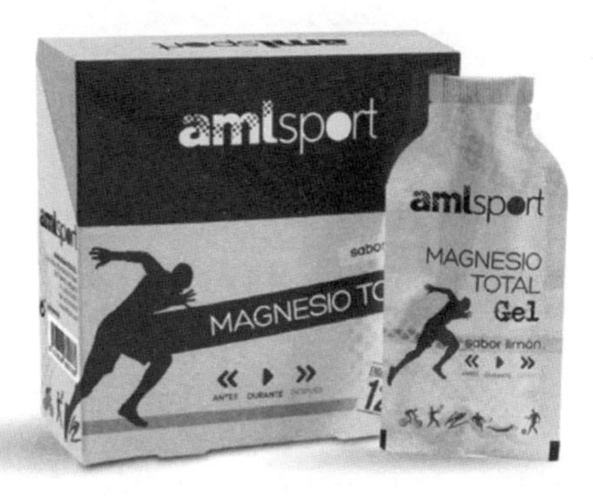

GLUCOMAG® 70/30

sabor limón

GEL

PROPIEDADES

GLUCOMAG® es un suplemento deportivo a base de maltodextrina, fructosa, magnesio y potasio, diseñado para la recuperación y el rendimiento del deportista.
El aporte de maltodextrina (70%) proporciona los niveles adecuados de glucosa de manera instantánea, favoreciendo la reposición de los niveles óptimos en un período corto de tiempo.
Además, aporta un 30% de fructosa que permite la obtención de energía a medio plazo y el proceso de almacenamiento de glucógeno hepático. Esta proporción 2:1 de azúcares es la ideal para el deportista de media y larga duración. El magnesio y el potasio son dos minerales imprescindibles en la práctica deportiva pues intervienen en más de 300 procesos metabólicos implicados tanto en el aporte energético como en el proceso de recuperación muscular. Esta combinación permite ser, no solo una fuente de energía, sino también un perfecto recuperador para evitar los calambres, contracturas y las molestias posibles de un deportista en pleno ejercicio. Además, contribuyen al buen funcionamiento del aparato neuromuscular, mejorando el rendimiento en deportes de resistencia. Esto permite que sea un producto imprescindible en la complementación alimenticia de cualquier deportista.

INDICACIONES

Indicado para todo tipo de persona que practique deporte de media y larga duración y tenga una pérdida de glucosa y desgaste muscular. Con GLUCOMAG® mejoramos el rendimiento del deportista y su recuperación, después de realizar ejercicio físico intenso, los niveles de potasio y magnesio en el organismo pueden reducirse en un 10- 15%.

MODO DE EMPLEO, según VRN*

Tomar 1 sobre bebible (30 ml) durante y/o después de la práctica del ejercicio físico.
1 sobre bebible (30 ml) aporta el 50% de las VRN* de magnesio.

Contenidos medios por dosis diaria de 1 sobre bebible (30 ml): potasio 379 mg (19% VRN*), magnesio 187 mg (50% VRN*).

PRESENTACIÓN

Estuche con 10 sobres bebibles.

*VRN: valores de referencia de nutrientes

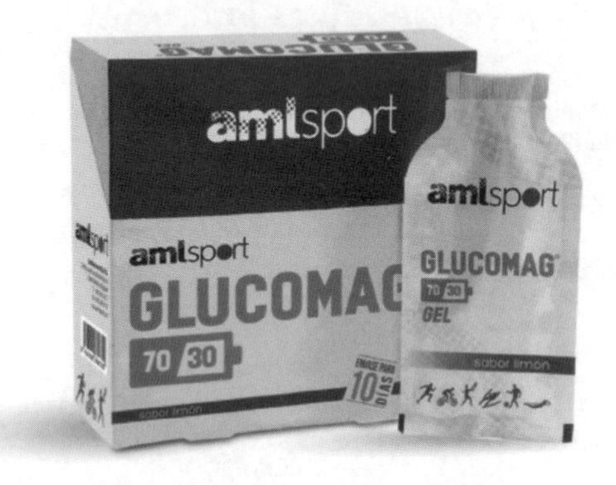

SALES
MINERALES

CÁPSULAS

PROPIEDADES

Las cápsulas de Sales Minerales amlsport® son una combinación de sales minerales con alta concentración y vitaminas, indicadas especialmente durante y después de la práctica del ejercicio intenso, para actividades de larga duración (a partir de 90 minutos).
Estas moléculas son indispensables para la vida y la salud por los grandes beneficios que representan para los músculos, para que el metabolismo y el sistema inmune funcionen satisfactoriamente. Ayudan a regular el PH, el control de la contracción muscular, la presión osmótica y la conservación de la salinidad.
Las Sales Minerales amlsport® pueden consumirse durante y después de la actividad intensa, dependiendo de las necesidades de cada deportista y de los factores ambientales o del esfuerzo realizado durante el ejercicio.
Indicadas para cualquier tipo de deportista, las cápsulas de amlsport® han sido formuladas para asemejarse al perfil de electrolitos perdidos durante la actividad física para minimizar los calambres musculares, estrés por calor y fatiga.

INDICACIONES

La vitamina B1 (tiamina) es importante para todos los deportistas especialmente para los involucrados en deportes de resistencia.
La vitamina B6 (piridoxina) contribuye al metabolismo normal de las proteínas y del glucógeno, ideal para deportes donde se necesita explosión de energía inmediata
La vitamina B12 ayuda a la regeneración de los músculos y mantener las reservas de energía gracias a su intervención en la síntesis de creatina, proteína esencial para mantener el nivel adecuado de masa muscular.
La vitamina E contribuye a la protección de las células frente al daño oxidativo.
La vitamina D contribuye a la absorción y utilización normal del calcio y el fósforo. También contribuye al funcionamiento normal de los músculos y del sistema inmunitario.
El potasio contribuye al funcionamiento normal del sistema nervioso y de los músculos. Contribuye al mantenimiento de la tensión arterial normal.
El magnesio contribuye al funcionamiento normal de los músculos y del sistema nervioso. Ayuda a disminuir el cansancio y la fatiga.

MODO DE EMPLEO, según VRN*

Tomar 1 cápsula cada 90 minutos de ejercicio intenso, acompañada de 100 ml de agua. Se recomienda no tomar más de 10 cápsulas al día.

Contenidos medios por dosis diaria de 2 cápsulas (1,54 g): potasio 300 mg (15%VRN*), sodio 142 mg **, magnesio 76,6 mg (20% VRN*), silicio 8,0 mg **, vitamina E 2,4 mg α-TE (20% VRN*), vitamina D 5,0 µg (100% VRN*), vitamina B12 0,50 µg (20% VRN*), vitamina B6 0,28 mg (20% VRN*), tiamina 0,22 mg (20% VRN*).

PRESENTACIÓN

Bote de 25 cápsulas.

*VRN: valores de referencia de nutrientes
** Valores de referencia de nutrientes no establecidos

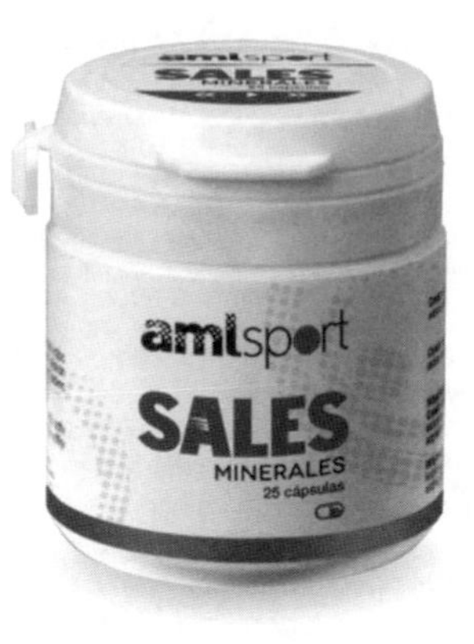

MG2+ VIT
sabor fresa

POLVO

PROPIEDADES

Complemento alimenticio para deportistas con alto contenido en Vitaminas y magnesio.
Un stick de Mg2+VIT aporta el 50% de los VRN* diarios recomendados de minerales y vitaminas.
Rico en vitaminas del complejo B y vitaminas D y E, Mg2+VIT resulta un complemento ideal para reponer y asegurar un aporte suficiente de minerales y vitaminas para las personas que practican ejercicio físico de forma regular.
El aporte de magnesio ayuda también a disminuir el cansancio y la fatiga.

INDICACIONES

La vitamina B1 (tiamina) es importante para todos los deportistas especialmente para los involucrados en deportes de resistencia.
La vitamina B2 (riboflavina) contribuye al buen rendimiento físico y ayuda a la correcta función de las vitaminas B3 y B6.
La vitamina B3 (niacina) resulta beneficiosa en el ciclo energético de los carbohidratos; por consiguiente facilita su conversión en energía lo que resulta ideal para un deportista porqué supone energía disponible.
La vitamina B5 (ácido pantoténico) ayuda a disminuir el cansancio y la fatiga.
La vitamina B6 (piridoxina) contribuye al metabolismo normal de las proteínas y del glucógeno, ideal para deportes donde se necesita explosión de energía inmediata.
La vitamina D3 contribuye a la absorción y utilización normal del calcio y el fósforo. También contribuye al funcionamiento normal de los músculos y del sistema inmunitario.
La vitamina E contribuye a la protección de las células frente al daño oxidativo.
Las proteínas – como la proteína de leche – contribuyen a aumentar y conservar la masa muscular y al mantenimiento de los huesos en condiciones normales.
Además la proteína de leche contiene triptófano que interviene en la formación de la serotonina, un neurotransmisor que ayuda a regular el sueño y da sosiego y serenidad.
El magnesio ayuda a disminuir el cansancio y la fatiga y contribuye al equilibrio electrolítico, al metabolismo energético normal y al funcionamiento normal del sistema nervioso y de los músculos. Además, el magnesio contribuye a la síntesis proteica normal.

MODO DE EMPLEO, según VRN*

Tomar de 1 a 2 sticks al día repartidos en el desayuno y la merienda y/o cena mezclados con leche, yogurt o agua.

PRESENTACIÓN

Estuche 20 sticks de 5 g.

*VRN: valores de referencia de nutrientes

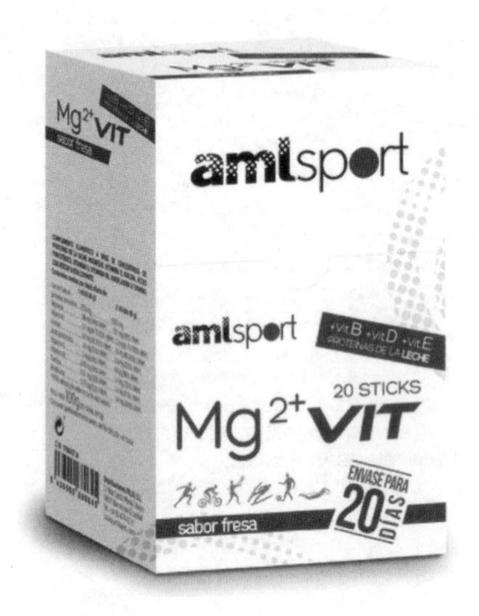

Otros títulos publicados por Ana María Lajusticia:

La artrosis y su solución

Vencer la osteoporosis

La alimentación equilibrada en la vida moderna

Colesterol, triglicéridos su control

El magnesio, clave para la salud

Contestando a sus preguntas sobre el magnesio

La respuesta está en el colágeno

Dietas a la carta

El magnesio en el deporte

Para más información:

Ana María Lajusticia Bergasa
Teléfono.: 93 200 49 10

www.anamarialajusticia.es

Ana Maria Lajusticia - YouTube
https://www.youtube.com/user/anamarialajusticia